仲景医学系列教材

仲景文化概论

庞景三　李红普　主编

河南科学技术出版社

·郑州·

图书在版编目（CIP）数据

仲景文化概论/庞景三，李红普主编. —郑州：河南科学技术出版社，2015. 2（2019. 5 重印）

ISBN 978-7-5349-6843-3

Ⅰ. ①仲…　Ⅱ. ①庞…　②李…　Ⅲ. ①中国医药学-文化-研究-东汉时代　Ⅳ. ①R-092

中国版本图书馆 CIP 数据核字（2014）第 012705 号

出版发行：河南科学技术出版社

　　地址：郑州市郑东新区祥盛街 27 号　　邮编：450016

　　电话：（0371）65788613　65788629

　　网址：www. hnstp. cn

策划编辑：李喜婷　胡　静

责任编辑：李明辉

责任校对：马晓灿

封面设计：中文天地

版式设计：栾亚平

责任印制：朱　飞

印　　刷：河南新华印刷集团有限公司

经　　销：全国新华书店

开　　本：787 mm×1 092 mm　1/16　　印张：8　　字数：180 千字

版　　次：2015 年 2 月第 1 版　　2019 年 5 月第 2 次印刷

定　　价：23. 00 元

“仲景医学系列教材”编委会

《仲景文化概论》编委会

主　　编　庞景三　李红普

编　　委　庞景三　南阳医学高等专科学校

李红普　南阳医学高等专科学校

庞　博　南阳医学高等专科学校

编写说明

中医学是伴随中华民族的发展而孕育、产生、发展起来的中国传统医学。张仲景的《伤寒杂病论》集东汉以前中国医学之大成，将理论医学与临床医学紧密地结合起来，熔理、法、方、药于一炉，确立了辨证论治理论体系，影响着从它问世以来1 800多年的中医学方药、理论及临床各个方面。《伤寒杂病论》在传承过程中被分为《伤寒论》和《金匮要略》，一直被奉为中医学经典。历代医家不断地研究与应用《伤寒杂病论》，为之整理、诠释、补充、发挥、验证、修订，并进行现代研究，中西汇通，取得了极为丰富的成果，成为仲景医学的新内容。

从某种角度讲，仲景医学是中医学中最核心、最精髓、最实用，也最有生命力的学问。尽管古今有诸多医家、学者对其进行集注或分编，但仍存在一些不足：一是仍未能全面系统地反映仲景医学的全部，二是仅靠原著或选读不利于现代乃至今后的深入学习和发展。另外，目前中医高等教育并不能很快适应临床，流水线式的培养方法不利于中医人才成长，核心问题都是没有把经典教育作为主线，特别是没有将仲景的学术思想贯穿始终。要学透仲景著作十分不易，要用仲景的理、法、方、药很好地解决临床实际问题更不易，所以我们尽其所能进行探索，组织编写这套“仲景医学系列教材”。本套教材具有仲景学术思想特色，不但可作为我们的校本教材，也可作为继续教育或临床及科研的参考教材。

本套教材共 11 本，包括《仲景医学发展史》《仲景药物学》《仲景方剂学》《仲景诊病学》《仲景外感病学》《仲景内伤杂病学》《仲景妇科杂病学》《仲景病案学》《仲景养生保健学》《仲景医学现代研究》《仲景文化概论》。本套教材参考现代学科门类划分，并参考现行教育课程自成体系，以仲景学术及指导思想为主线，结合后世研究成果，继承而不泥古，发展而不离宗，全面反映仲景医学的内容，便于教师的启发教学和学生的自主学习，更便于引导实际应用。

特别需要说明的是，“仲景医学系列教材”的编写不拘于《伤寒论》《金匮要略》原文，我们先将两书条文糅到一起，再行组分，甚至用白话形式编写，以便于学习与理解。教材编写的基本原则是突出仲景思想，突出继承与发展，突出实用。

本套教材没有统一的编写体例，每本教材是根据自己的内容和特色来选择适当的表述形式，这种“不甚规范”的编写形式是完全服从于编写内容的。就本套教材而言，有的属于全新的教材，如《仲景文化概论》《仲景医学发展史》《仲景病案学》《仲景养生保健学》《仲景医学现代研究》；有的属于同现行教材有重叠，又有差别的教材，如《仲景药物学》《仲景方剂学》《仲景诊病学》《仲景外感病学》《仲景内伤杂病学》《仲景妇科杂病学》。全新教材相对好处理，只需要高度提炼与精心编排，编写的自由度较大；而有重叠的教材则要处理好仲景学术思想与现行教材的关系。我们的做法是，《仲景药物学》以仲景用药为主线，同时收入后世发现的常用药物，基本涵盖《中药学》的内容。《仲景方剂学》以经方应用为主线，同时收入后世有效的时方，基本涵盖《方剂学》的内容。《仲景诊病学》重点突出仲景的诊病方法，同时包括了《中医诊断学》的内容。《仲景外感病学》则论述临床各种外感病，包括《伤寒论》和《温病学》的内容。《仲景内伤杂病学》全面论述临床常见内科疾病，包括《中医内科学》和《金匮要略》的内容。《仲景妇科杂病学》既论述仲景的“妇人三篇”，又包括《中医妇科学》。

编写本套教材的目的是希望改变我国目前中医高等教育“千人一面”的状况，努力培养德技双馨的仲景传人。尽管我们是在具有深厚中医药文化底蕴的医圣故里，有着多年高等中医药教育的经验教训，但我们深知与兄弟院校之间有很大的差距，更知道改革的艰辛，希望我们的微薄之力能够对当今中医药发展做出一点贡献。

本套教材的编写得到了河南省南阳张仲景基金会、河南省宛西制药股份有限公司、南阳市仲景堂医院大力支持，更有许多兄弟院校学者的加盟。由于学识和编写经验有限，书中可能存在不妥之处，我们恳请广大中医人，特别是研究《伤寒论》《金匮要略》的专家、学者多提宝贵的意见和建议，以便于我们今后工作的改进和教材的修订。

“仲景医学系列教材”编委会

2014年10月

前　言

我国是世界文明的主要发祥地之一，祖先为我们留下了丰富、厚重的文化遗产，也留下了灿若星河的医药文化资源，医学大家辈出，其中被尊为“万世医宗”的张仲景最令业界敬仰。张仲景医学思想博大精深、彪炳史册，不仅对后世的医疗实践产生了极为深远的影响，而且他严谨治学的精神品质、勇于创新的崇高思想和救死扶伤的优良医德，也成为后人一笔宝贵的精神财富。张仲景具有伟大的抱负、高度的社会责任感，有关注民生的博大胸襟，有远见卓识和敏锐的目光，更有继承、创新和追求真理的科学精神。张仲景对我国传统医学的贡献有目共睹，为后学者树立了一座精神丰碑。

近年来，一些学者提出把医药文化资源转化为人文思想资源的设想。但由于种种因素影响，在传统医药文化资源的利用和发展过程中，呈现出丰富与分散、厚重与古板、急于发掘与混乱的矛盾。如何发掘传统医学的文化内涵，突破医学研究重医术轻文化的瓶颈，成为摆在医学教育工作者面前的一项亟待解决的重要问题。长期以来，学界十分注重对张仲景学术思想的继承和发扬，但对张仲景医学思想的文化内涵鲜有论及，不能不说是一种遗憾。

本书主要针对古今中外仲景文化研究成果进行总结和梳理，提出仲景文化的基本概念、内涵、价值及影响，探讨借助仲景文化进行人文教育的方法与途径，并对如何弘扬仲景文化提出了可行性建议，以期藉此将仲景文化上升为一套文化品牌，为仲景文化事业（产业）的发展提供理论支撑，也为我国高等医学教育提供一套探索性教材。

张仲景医学思想的人文内涵十分丰富，需要长期持续挖掘与研究。由于该领域的研究刚刚起步，加上我们学识有限，难免存在疏漏之处。真诚期待各位学界同仁能够对仲景文化这一命题踵事增华，补充完善。

编者

2014 年 4 月

目 录

第一章 绪论 …… (1)
第二章 张仲景医学思想解读 …… (4)
第一节 "医圣"称谓的由来 …… (4)
第二节 张仲景的医学实践 …… (9)
第三节 张仲景对医学的创新 …… (15)
第四节 张仲景医学伟业探因 …… (21)
第五节 张仲景医学思想传承 …… (28)
第六节 仲景文法 …… (34)
第七节 张仲景医学思想概述 …… (46)
第三章 仲景文化的概念 …… (50)
第一节 文化的概念 …… (51)
第二节 中医文化的概念 …… (52)
第三节 仲景文化的概念 …… (53)
第四章 仲景文化的内涵 …… (59)
第一节 仁爱与济世的人道精神 …… (59)
第二节 实践与创新的科学精神 …… (61)
第三节 勤求与博采的学习精神 …… (63)
第五章 仲景文化的价值 …… (65)
第一节 医学与人文价值 …… (65)
第二节 历史与社会价值 …… (67)
第三节 经济与民生价值 …… (69)
第六章 仲景文化的影响 …… (71)
第一节 文化的认知 …… (71)
第二节 仲景文化与医学高等教育 …… (71)
第三节 仲景文化与书法艺术 …… (74)
第四节 仲景文化与雕塑艺术 …… (78)

第五节　仲景文化与建筑艺术 …………………………………（79）
第六节　仲景养生文化 ………………………………………………（93）
第七节　仲景饮食文化 ………………………………………………（96）
第八节　仲景文化与旅游 …………………………………………（97）
第七章　仲景文化与人文教育 ……………………………………（99）
第一节　仲景文化对于人文教育的价值意义 …………（99）
第二节　人文教育的本质与特性 …………………………（100）
第三节　医学院校人文教育的困境 ………………………（104）
第四节　仲景精神的内涵及人文价值 ……………………（106）
第五节　借助仲景精神加强人文教育的措施 ………（108）
第八章　弘扬仲景文化的建议 ……………………………………（111）
参考文献 …………………………………………………………………（115）

第一章 绪 论

一、学习、研究仲景文化的目的和意义

《仲景文化概论》是研究“医圣”张仲景的思想、精神、影响和价值，以培养卓越医师高贵品质的一门学科，也是我国高等医学教育一门新的、探索性的人文教材。它的任务是挖掘、整理、研究、传承和弘扬仲景文化，以彰显和促进高等医学院校更好地发挥人才培养、科学研究、社会服务和文化引领功能。

仲景文化是河南最有具特色的地域文化之一，是最具有生命力的医药行业文化，也是世界最具有生命力的优秀文化之一。它是中医药事业发展的根基和灵魂，是中国传统文化的精华。随着中医学的复兴并走向世界，中医药必然再一次走向辉煌。河南是中华医药文化的发源地之一，是“医圣”张仲景的故里。因此，加强中原地区中医药文化研究与建设，特别是仲景文化研究，无论是从促进人民的身体健康、构建和谐社会、提升文化修养方面，还是从促进中原经济区经济的发展方面，都具有重大意义。“医圣”张仲景不仅是河南特有的一个文化符号，更是一个金字招牌。中医药行业视张仲景为至尊，日本、韩国等国家的汉方研究学者视张仲景学说为至宝，且在仲景方药研究方面颇具特色，产生了巨大的经济和社会效益。如何利用好这一世界级的品牌，弘扬仲景文化，是我们所面临的问题，也是我们义不容辞的责任。

作为中华民族主要发源地的河南，有着辉煌的历史。近年来进入了更高的阶段，那就是重塑历史文化名城形象。为了促进文化的大繁荣、大发展，南阳市提出了“仲景文化”这一概念，并将“仲景文化”放在整个地区及城市文化建设的重要地位，以通过纪念、研究、传承和资源开发、品牌带动来为现实服务。例如南阳市委、市政府提出的“张仲景医药创新工程”，连续十届成功举办的“张仲景医药科技文化节”，建设的张仲景博物馆、张仲景国医院，建立以“仲景牌”为企业形象的宛西制药股份有限公司，筹建张仲景医学院等。南阳市对张仲景的研究领域不断拓展，特别是中医药文化资源的开发利用视角不断创新，力度不断加大，影响力也日益扩大，从而做出了有益的、富有成效的探索。这种探索所产生的影响已波及全国乃至海外，特别是对高等医学教育也产生了积极的影响。

张仲景在中国乃至世界医药史上的地位和作用是众所周知的。我们一直崇敬张仲景并享受他的恩赐，但是由于各种原因，我们对张仲景似乎始终处于一种说不清道不明的“尴尬”状态。在形式方面，我们一直奉行的是一种“例行规矩”，也就是在他的诞辰日——每年农历正月十八，举行一次并不规范的现代版的简单祭拜；每年进行一次公式化的节会活动。在学术方面，一直徘徊往复，在深化和拓展方面缺乏突破和创

新，还出现一些误区，走了一些弯路，对张仲景及仲景思想的现实意义更是研究不够。对仲景文化的概念依然模糊，对仲景文化的内涵认识肤浅，对仲景文化的价值更是没有充分认识，因而也就使得仲景文化的传承与开发利用仍处在低层次的水平上。

河南省南阳市是有着几千年历史的国家历史文化名城，地理位置特殊，自然条件优越，人文资源丰富，文化底蕴丰厚，社会民风淳朴，尤其是作为“医圣”张仲景的故里，已经传承了 1 800 多年的中医药文化传统，长盛不衰；南阳有 2 400 余种中草药，香飘全国；仲景文化不仅起到了“治病”“救命”的作用，而且有“修身”“养性”的作用。当今时代，如何深挖、创新仲景医药文化的潜能，发展好仲景文化，使其达到“下医医病，中医医人，上医医国”的境界，这不仅对于塑造人民的健康体魄和提高人民的综合素质有着重要的现实意义，而且对于丰富人们的精神文化生活，推动南阳政治、经济、文化的发展，增强地区综合实力更具有深远的历史意义。

医学教育是关乎培养卓越医生、为人类生命健康保驾护航的大事情，不但要求每一个从医者具有精湛的医疗技术，更要有高尚的医德和人文素养，这样才能满足人民群众的需求。然而长期以来，医学教育存在着一种重技术、轻思想，重专业、轻人文的倾向，使得人们在享受高科技带来精密仪器检查的便利的同时，却丢掉了最能触动人心的人文关怀。这使得社会对医学教育的目的产生了怀疑，更是引起了医学教育工作者的高度关注，各医学院校也都努力在医学生人文教育方面进行探索，然而很难找到一个很好的切入点。我们在对仲景文化研究时发现，仲景医药文化则完全能够满足这种医学教育所需，因为仲景医药文化不但具有丰富的医药知识，更具有“仁者爱人”的仁学思想，这正是卓越医生所应具备的基本素质。所以，加强仲景文化研究，对于高等医学教育而言，也是具有非凡的意义的。

二、学习、研究仲景文化的内容和方法

仲景文化研究是以探讨仲景文化的基本概念、内涵、外延及其价值为主要研究内容，有针对性地研究最具地域特色的优秀文化和行业特点的医药文化。

（1）从文化的概念、中医药文化到仲景文化来阐述并初步给出一个较为清晰的基本定义，经论证成为高等医学教育的重要内容。

（2）重点分析仲景文化的内涵及其主要内容。这也是本教材的核心内容。

（3）主要研究仲景文化的各种价值，以阐述其重要意义，并提出弘扬仲景文化的建议。

本书将根据古今仲景文化的研究情况，进行认真深入的研究和教学探索：①从古今文献和科学发展观中寻找仲景文化的理论依据。②在教学过程中邀请有关专家、学者座谈、交流并到相关部门进行实地走访考察，挖掘仲景文化丰富的内容和巨大的价值。③从高等医学教育和我国文化大发展、大繁荣的大局出发，引导学生树立正确的人生观、价值观。

三、仲景文化研究的社会服务、文化引领和人才培养价值

（1）为政府和相关部门提供有价值的理论指导和服务。研究仲景文化的概念、内涵和价值，是促进我国物质文明建设和精神文明建设的内在需求。例如，1998 年南阳

市委、市政府倡导的“张仲景医药创新工程”，2002年开始每年一届的“张仲景医药科技文化节”，以及2007年南阳市委、市政府制定了南阳文化产业发展的纲领性文件——《南阳市文化产业发展规划纲要》，将南阳文化产业定位为河南省文化产业发展的重要增长极。真正用文化引领社会发展的成效越来越显著，并且使全国乃至全世界更多的人了解仲景文化，从而增强人们的自信心，创立新的城市文化品牌。这正符合党的十七届六中全会所提出的“发掘特色文化资源，发展特色文化产业，建设特色文化城市”的精神。

（2）传承和弘扬仲景文化，发展区域经济。保护宝贵的文化遗产，弘扬独特的仲景精神，是对中华优秀传统文化的有效保护和利用，体现了中华文化的生命力和创造力。河南具有浓厚的中医药文化底蕴，具有得天独厚的仲景文化资源，中医基础厚重，中医生长环境优良。发展仲景医药文化必将建立大健康及和谐理念，极大地促进养生保健、医药企业、产业调整、文化旅游等产业的快速可持续发展，促进中医药创新领军人才、文化事业（产业）队伍的不断壮大，积极推进中原地区经济又好又快地跨上新的台阶。

（3）丰富人文精神，提高城市品位，培养卓越医师。从某种程度上讲，中原地区的文化符号很多，文化内容却很缺乏；历史名人很多，但吸引外地人来拜谒的却较少；城市发展很快，但人们的文化素养却相对滞后。物质层面在现代条件下，可以通过建设得到很大发展；而精神层面的建设则不可能在短时间内取得显著成效，它需要一定的时间，需要一定的积淀。文化建设的根本目的是什么？就是“化人”，在于构建一种共同的精神信仰与思想观念，尤其是在道德层面达成一种共识。加强仲景文化建设，不但可以在医学行业内树立以仲景为榜样的为医之道，也就是以“仁术”为核心的为医之道，而且能够在社会上弘扬一种人道精神、科学精神和学习精神，让老百姓切实从弘扬仲景文化中获益，让老百姓具备张仲景的文化思想和品格，特别是要让医学生具备张仲景的精湛技术、高尚医德和仲景精神，使他们在不断完善自身人格的同时，也使得更多的患者享受到高端的医疗保健服务。

第二章　张仲景医学思想解读

仲景文化思想源于其医学思想，要想探讨仲景文化，还须从解读张仲景医学思想入手。

张仲景是我国历史上最伟大的医学家之一，被后人奉为“医圣”，其所著的《伤寒杂病论》也被历代医者视为经典而备受推崇。目前流传的各种整理注释、研究、发挥张仲景《伤寒杂病论》的学术专著近2 000部，学术论文数以万计，成为中外医学科学史上的一大奇迹。更让人称奇的是，1 800多年前张仲景所创的理、法、方、药，不论是过去还是现在，都一直有效地指导着临床医学，不仅使无数的炎黄子孙受益，其声名和恩泽也远播并惠及海外。这不能不引起众多学者的兴趣，而对其进行更加广泛和深入地研究。然而令人遗憾的是，《三国志》及《东汉书》这些所谓的正史未为这位伟人立传，以至于后人不能全面地解读这位伟大的医学家，有许多问题仍没有肯定的结论或者说尚不十分清晰，这不但影响其光辉形象，而且有碍全面传承仲景精神。

第一节　“医圣”称谓的由来

清代著名医家陆久芝在《补东汉书·张机传》中说：“灵献之间，俗儒未学，醒醉不分，而稽论当世，疑误视听，名贤睿哲，多所防御。至于仲景，特有神功，乡里有忧患者，疾之易而愈之速，虽扁鹊仓公，无以加之，时人为之语曰：医中圣人张仲景。”《医林列传》也说：“古今治伤寒者未有能出其外者，其为诸方之祖，故后世称为医圣。”这里“医圣”的称号，既非朝廷授予，又非官方认定，而是因其疗效突出，其技艺超过古代的名医扁鹊、仓公而被广大民众所认可，其所创之方也被视为众方之祖而习用，故被称为“医圣”。

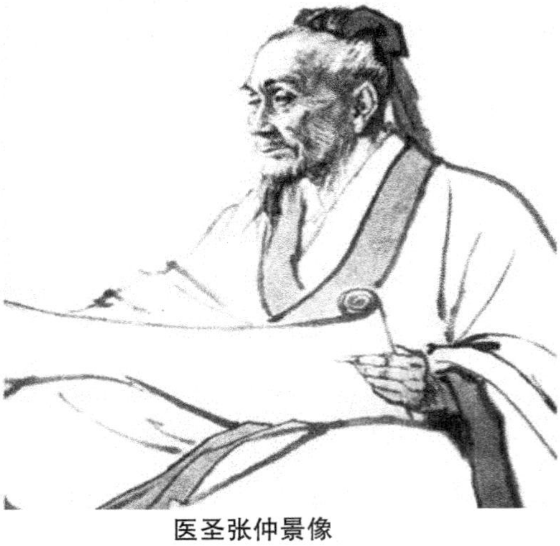
医圣张仲景像

那么张仲景是何时被人尊称为“医圣”的呢？历来存在着两种观点：一是认为张仲景称为“医圣”是始于晋代，一是认为张仲景被称为“医圣”是宋代以后的事。

一、“医圣”称谓始于宋代

有许多学者认为，张仲景被尊称为“医圣”，不会早于宋代。持这一观点者有两个理由。

1. 不应早于孔子　在我国被广大民众所熟悉的圣人首推孔子，因此张仲景被称为“医圣”不可能早于孔子被称为“文圣”。孔子到了汉代才开始受封，初为公侯；晋代封“文宣尼文”，尚未有“圣人”之盛誉；隋代封为“先师”，也未有“圣人”之名分；到了唐代才被封为“先圣”；至宋代被封为“至圣”，被推至中国读书人最高的地位，最后才成为“大诚至圣文宣王”。而医家仿效大体也是从宋代开始，张仲景在金、元时期也只被称为“亚圣”，如金元四大家之一的刘完素说：“仲景亚圣也，虽仲景之书，未备圣人之教，亦几于圣人焉。”直到清代著名医家陈修园才明确指出：“医门之仲景，即儒门之孔子也。”

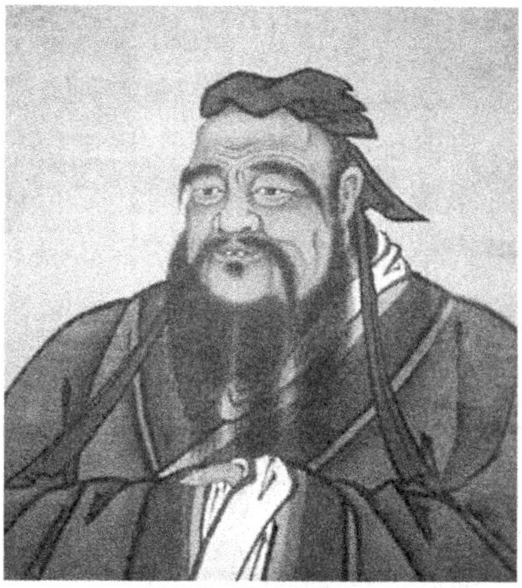

至圣先师孔子像

2. 当时影响有限　张仲景的著作问世以后，有相当一段时间流传不太广，影响也不甚大。《东汉书》《三国志》有华佗传而无张仲景传，唐代的孙思邈在其《千金翼方》中说：“江南诸师，秘仲景要方不传。”王焘的《外台秘要》也仅录《伤寒论》40余条，远没有达到明清时期一些医家“非仲景之书不读”“非仲景之方不用”的崇高地位。《四库全书总目提要》卷一〇三提出，张仲景之书“自宋以来，医家奉为经典”，说明张仲景及其著作，是在宋代以后才被人们重视起来。况且在隋唐以前的诸多医籍当中，尚未出现“医圣”之称谓。所以，持此观点的学者认为，张仲景在死后100年的晋代就被称为“医圣”是不大可能的。

二、“医圣”的称谓始于晋代

还有众多学者认为，张仲景被尊称为“医圣”应在晋代。持这一观点者有三个理由。

1. 文物为证　据《南阳县志》载：“汉长沙太守张机墓，在延曦门东迤二里，仁济桥西北……郡东高阜处，父老久传为先生墓与故宅。洪武初年有指挥郭云仆其碑，墓遂没于耕牧。越二百六十年余，为崇祯戊辰九月，兰阳冯应鳌千里走南阳访先生墓不可得。后数年，园丁掘井圃中丈余，得石碣，碑文曰‘汉长沙太守医圣张仲景墓’，是碑为郭云虽仆而仅存者也。”该碑已被定为国家二级文物，现陈列于医圣祠前拜殿中。这一墓碑虽说有“医圣”二字，却并未注明仲景何时被尊称为“医

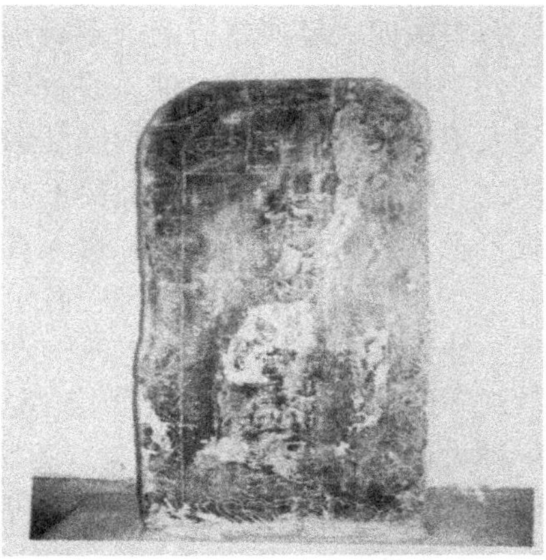

修复医圣祠时出土的张仲景墓碑

圣”，但有一点能肯定的是，该碑所立的年代应是在张仲景被称为“医圣”之后所立。1981年，在修复医圣祠和筹办“医圣祠沿革陈列”过程中，工作人员在洗刷该碑碑基时，在墓碑后面发现了“咸和五年”四个字。咸和为东晋成帝司马衍的年号，咸和五年为公元330年，这说明张仲景“医圣”的称谓始于晋代。

2. 专家认定 1981年12月在南阳隆重召开“张仲景研究会暨首届学术讨论大会”上，从墓碑的形制、碑文字体及雕刻手法、图案等多方面综合考证，多数研究者认为南阳出土的刻有“医圣”文字的墓碑确系晋代墓碑无疑。所以，通过专家认定，证明张仲景“医圣”的称谓始于晋代。

3. 早有影响 据《唐会要》记载：760年，朝臣奏请颁令将《伤寒论》列为医师必考课目，这至少说明两个问题：一是《伤寒论》的学术价值和地位已经得到民间和官方的一致认同。二是唐初已有较统一的《伤寒论》版本流行，但尚无官方刊印，可能是在民间以口诵手抄的形式进行传播。这与民众尊称张仲景为“医圣”也颇为一致。

三、“医圣”之解读

1. 关于“圣人” 中国是一个崇尚圣人的国度，“圣人”是中国传统文化中的一个独特而重要的文化概念。先秦时期，出于构建统一、稳定、和谐社会秩序的需要，儒、道等学派提出了“圣人”的概念，将其作为道德典范、政治权威、思想规范和高尚人格的统一化身。圣人观念对中国人的人生观、价值观影响深远，成为中国人追求的理想人格和修养目标。尽管儒家、道家对圣人的理解不同，但并不影响其在中国人心中的地位。后来，“圣人”的内涵有所扩大，逐渐反映到诸多领域，因此在中国古代有诸多圣人，如“诗圣”“画圣”“书圣”“商圣”“酒圣”“茶圣”“文圣”“兵圣”“医圣”等，他们都是各行各业的具有里程碑意义的代表人物。人们都崇拜圣人，但并非任何人随便就可以被称为圣人。圣人对社会的贡献，虽没有可以量化的硬条件，但是他们的成就在各自的行业中都达到了一个举世公认的高峰，后人难以超越而敬仰之，学习之，效仿之。尽管这些圣人们的行业不同，但他们符合一个大家公认的标准，即道德高尚、智慧超群、业绩非凡。在医学方面“圣人”之称早在春秋战国时期就已被广泛认识。

中医四大经典之首的《黄帝内经》中从多个方面论述了医学“圣人”。

一是洞悉治未病之理，并教导人们如何防病的人。《素问·四气调神大论》：“是故圣人不治已病治未病，不治已乱治未乱，此之谓也。夫病已成而后药之，乱已成而后治之，譬犹渴而穿井，斗而铸锥，不亦晚乎。”《素问·上古天真论》：“夫上古圣人之教下也，皆谓之虚邪贼风，避人有时，恬淡虚无，真气从之，精神内守，病安从来。”

二是深明天地阴阳之理，并示范人们如何养生的人。《素问·上古天真论》：“圣人者，处天地之合，从八风之理，适嗜欲于世俗之间，无恚嗔之心，行不欲离于世，举不欲观于俗，外不劳形于事，内无思想之患，以恬愉为务，以自处为功……”《素问·四气调神大论》：“夫四时阴阳者，万物之根本也，所以圣人春夏养阳，秋冬养阴，以从其根，故与万物沉浮于生长之门。”所以唐代医家王冰在注解《黄帝内经》等经文时说：“与天地合德，与日月合明，与四时合其序，与鬼神合其吉凶，故曰圣人。”

三是精通各种治病之理，并掌握各种治病技巧的人。《素问·异法方宜论》：“黄帝问曰：医之治病也，一病而治各不同，皆愈，何也?”岐伯认为是我国的东、西、南、北各地的环境及习俗不同，故而因地制宜，用不同的治病方法，最后回答说：“故圣人杂合以治，各得其所宜，故治所以异而病皆愈者，得病之情，知治之大体也。”在《素问·疏五过论》中则更具体而详细地论述了相关内容：“圣人之治病也，必知天地阴阳，四时经纪，五脏六腑，雌雄表里。刺灸砭石，毒药所主，从容人事，以明经道，贵贱贫富，各异品理，问年少长，勇怯之理，审于分部，知病本始，八正九候，诊必副矣。”

四是创立生存、生活法则的人。《素问·疏五过论》：“圣人之术，为万民式，论裁志意，必有法则，循经守数，按循医事，为万民副。”这也与孟子所言的“大而化之谓圣”相合。

以上说明，对医学高层次的精英人才称“圣人”，早在古代就有，并不局限于孔圣人之后。

2. 为何称张仲景为“医圣”　在张仲景之前的名医众多，如史书记载的扁鹊、仓公、医和等；与张仲景同时代的名医也很多，其中最负盛名的是被人们称为“神医”的华佗。然而这些名医均未被人们称为“医圣”，反而是正史无传的张仲景被人们称为“医圣”，这是因为以下因素。

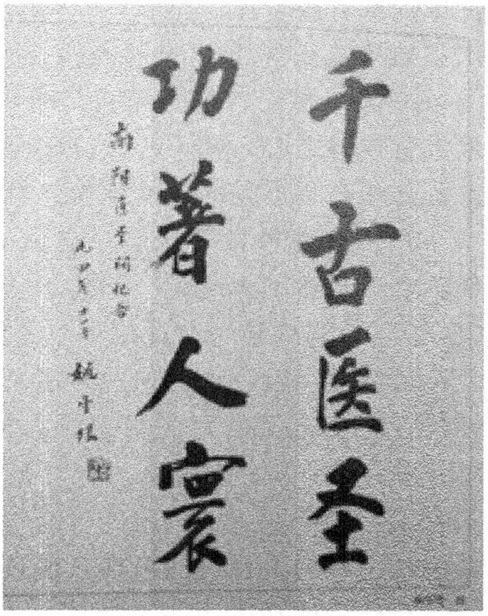

著名作家姚雪垠题词

（1）在张仲景之前及与张仲景同期史书有记载的医家，尽管声名远播，也有高尚的医德和高超的技术，但是缺乏对后人有指导意义的理、法、方、药，或者说只有零散事例，没有系统理论，因而只能被人们称为“名医”“上工”，甚至“神医”，但没能达到医中之圣的高度。

（2）在张仲景之前出现的两部经典著作，一部是专论药物，托名为神农的《神农本草经》；一部是集体创作，托名为黄帝的《黄帝内经》。虽然神农与黄帝是中华民族的始祖，其声名至高无上，但无法认定这两部书为神农和黄帝所著，也不能将他们的功绩局限于医学领域，因而也不能为医中之圣。

（3）张仲景除了有高尚的道德和超群的智慧外，还有别的医家难以企及的非凡成就：①他是奠定了中医辨证论治理论体系的医家，这种突显中医思维特点的思想一直影响着中医的发展方向；②他是第一个将中医学的医学理论、治病方法、药物用法等融为一体而用于临床的医家；③他是首创用六经辨外感热病、用脏腑辨内伤杂病的医家。所以深受后世医家的推崇，南北朝医家陶弘景赞曰：“唯张仲景一部，最为众方祖。”唐代著名医家被后人尊称为“药王”的孙思邈，晚年有幸得到张仲景《伤寒论》条文，赞到：“伤寒热病，自古有之，名医俊哲，多所防御，至于仲景，特有神功。”深受道家影响的唐代医学大家《黄帝内经》的注释者王冰称：“南阳真人张仲景。”宋代名医大学士许叔微则把张仲景之书与孔子之论相提并论，他直言：“不读仲景书，犹为儒不知有孔子六经也。”金代医家成无己也说：“自古诸方历岁漫远，难以考辨，唯仲景之方，众方之祖，医帙中特为枢要，乃大圣之作也。”明代医家能宗立在《伤寒运气全书·自序》说道：“仲景以不凡之姿，深究《内经》，探微索隐，继往开来。”清代医家武状元费伯雄说：“仲景立方之祖，医中之圣，伤寒、金匮诸书，开启屯蒙，学者当奉为金科玉律。”清代医家徐灵胎甚至说：“仲景治病，乃天地之化机，圣人之妙用，与天地同不朽。”

仅从以上举例可以看出，张仲景在医界的地位和影响是没有任何人可以超越的，所以他被尊为“医圣”则是很自然的事。

张仲景的著作传入日本后，同样受到日本医学界的高度赞赏和推崇，如喜多村直宽在其所著的《伤寒论疏义》中说：“医之有《伤寒论》，犹如儒家之‘语孟’。”其意是说，在医学界《伤寒论》就如同儒学界的《论语》《孟子》一样，没有《伤寒论》的医学，就不能称其为中医学。宇津木昆台在其所著的《古训医传风寒热病方经篇》赞称张仲景及著作：“自开天辟地以来，从未见过如此妙文。若非圣人，孰能有此作。”永富独啸庵在其所著的《漫游杂论》中说：“我们的方书，唯独《伤寒论》是稀有的……《伤寒论》是既简明又确切的医学经典，济世活人之书……遵从古医道者，如果没有权势之心，则不必读许多医书，在枕边放一本《伤寒论》足矣。”这说明张仲景及其著作在日本是何等的地位，其“医圣”之称谓也已超越了国界。

3. 关于张仲景“亚圣”之称 金元四大家之一的刘完素曾说：“仲景亚圣也，虽仲景之书未备圣人之教，亦几于圣人焉。”此论曾引起不同的理解和争议：尊张仲景为“医圣”的一些学者对此论不以为然，持宋代以前张仲景未被称为“医圣”的学者则以此论为依据。实际上，这些学者都没能对刘氏之论全面理解。刘完素之论并没有否定仲景为医中之圣的意思，也没有说金元以前没有“医圣”之称谓。这里说张仲景为“亚圣”是一个对比概念，是与古代圣人和“至圣”孔子对比而言。在中国古代众多的圣人中，真正影响中华民族生活与繁衍昌盛的当首推“文圣”孔子和“医圣”张仲景。孔子学说是做人处世的道理；仲景学说是治病救人的法则。孔子学说奠定了完善人格、人与社会如何和谐相处的社会意识形态；仲景学说奠定了济世仁术、人与自然如何和谐统一的完美生命科学。孔子教化民众修身养性以应世；张仲景教化医者博爱精术以医人。孔子学说与仲景学说是人类得以美好生活和健康生存的基本理论，是保障人们身心健康的法宝，所以他们的学说不但是中华民族的巨大精神财富，而且是全人类的伟大宝库。从广义的社会学角度上看，中国历史上确实无人能与孔圣人相比，各行业的最伟大人物也只能称“亚圣”。若从医学角度上讲，无人能与张仲景相比，因而称“医圣”则当之无愧。他们的被后人奉为经典的著作的神奇作用，还在于凡学习研究者深者得其深，浅者得其浅，常学常新，永不过时，超越时空，超越民族，超越阶级与政治，具有人类最广泛的适用性。几位现代外国医学家对张仲景的评价也能充分说明这一问题，美国医学家包默德说：“爱因斯坦创立了相对论，可早在 1 800 多年以前，张仲景就把相对论的原理应用到实践中去了，张仲景是全人类的骄傲。”美国前总统里根的保健医生哈德森博士在拜谒张仲景墓时说道：“张仲景创立的学说，是东方医学的宝库，也是世界医学的宝库。”日本东洋医学会会长寺师睦宗则说：“张仲景的医学思想是21世纪医学最先进的思想。”

第二节 张仲景的医学实践

张仲景在任长沙太守期间，仍未忘自己的医生职业，他不忍广大民众被疾疫所困，敢于冲破封建时代的官场戒律和等级界限，甚至在府衙的大堂上为百姓诊治疾病。随着来找他看病的人越来越多，干脆择定在农历每月的初一和十五两天停止其他公务，专门在太守堂为民众除疾，活人无数。张仲景的这一惊世之举深受人民群众的敬仰而成为千古美谈。这种方便患者的做法也影响到整个医药行业，许多药店也就取名为“某某堂”，把在药店坐诊的医生称为“坐堂医”。这种习俗一直相沿至今，如北京的“同仁堂”、杭州的“胡庆余堂”、济南的“宏济堂”、南阳的“仲景堂”等。长沙人民为了纪念这位为民除疾的太守，在长沙市修建了“张公祠”；南阳人民为了纪念这位家乡的伟人，在南阳市修建了“医圣祠”。但长期以来，关于张仲景是否曾任长沙太守的问题，一直争议不断，这也涉及“大堂行医”的问题，因此，有必要进行探讨。

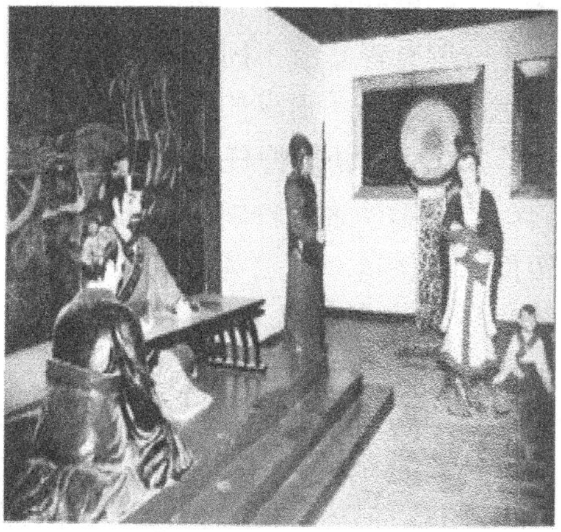

张仲景大堂行医图

一、张仲景未任长沙太守

有一些学者认为张仲景未曾任过长沙太守，持这一观点者有三个理由。

1. 考之史书，无太守之载 《三国志》《东汉书》均无张仲景任长沙太守之记载，也无传记。据其他文献所载，在汉灵帝及汉献帝时期任长沙太守者按顺序为孙坚、苏代、张羡、张怿、韩玄、廖立。也就是说在张仲景所生活的时间段内，没有其任长沙太守的史书记载。

2. 晋唐医籍，无太守之论 晋代太医令王叔和在其《脉经·序》中说：“仲景明审，亦候形证。”晋代文史学家、医学家皇甫谧《针灸甲乙经·序》：“仲景广论伊尹汤液，为数十卷，用之多验。晋代太医令王叔和撰次仲景选论甚精。”晋代著名道医葛洪的《抱朴子》有“仲景穿胸以纳赤饼”的妙术记载。至唐代孙思邈称赞张仲景并在《千金翼方》中收载《伤寒论》条文及王焘在《外台秘要》中引张仲景伤寒条文均无“长沙太守”的记载。

在这一历史时期内，文化记事多有一个习惯，就是大凡做过官的人，常先举其官衔而后称其名，如淳于意之仓公、王冰之王太仆、王叔和之太医令等。若张仲景确曾任过长沙太守，这些医家不可能不提。

3. 传序理校，似无仕途做官 《太平御览·何颙别传》：“同郡张仲景总角造颙，颙谓曰：‘君用思精而韵不高，后将为名医’。”何颙为当时名士，其品鉴人物甚准，被誉为“言无虚发”。何颙说张仲景的“韵不高”，即是说张仲景没有当时文人入仕途的那种“韵”。汉末文人的那种“韵”是指议论高玄，善于言辞，故作旷达，飘逸洒脱的样子（当时的士大夫常以韵态相互标榜，借以推入仕途），因此何颙根据张仲景的言谈举止推测其日后必为名医而难以做官，从“卒如其言”的结语来看，张仲景没有做过长沙太守。

《伤寒杂病论·序》中张仲景所言：“怪当今居世之士，曾不留神医药，但竞逐荣势……蒙蒙昧昧，蠢若游魂。”即对那些追求名利之人给予猛烈的抨击，痛斥那些趋世之士，驰竞浮华，不固根本，忘躯徇物，这种被张仲景唾弃的仕宦之途绝非是专心于医学的张仲景所追求的，因而他不可能去做什么长沙太守。

二、张仲景曾任长沙太守

有众多学者，特别是古今众多医家，都坚信张仲景曾任过长沙太守，只是时间较短而已，持这一观点者也有三个理由。

1. 地方志有载

（1）明代崇祯《长沙府志》卷二“郡职篇”载：“张机，长沙守，旧志有传。”说明在以前的《长沙府志》有关于张仲景任太守内容的记载。

（2）清代康熙《长沙府志》卷十“名宦志”记：“张机，字仲景，长沙太守，时大疫流行，治法杂出，机著伤寒论金匮，方行于世，民赖全活。”不但记其任太守，而且载其济世行医。

明代嘉靖《南阳府志》载：“张机，字仲景，南阳人，产于涅，灵帝时举孝廉，官长沙太守。”明确指出张仲景为涅阳人，而且年轻时曾被推举为孝廉，后为长沙太守。明代嘉靖《邓州志》载：“张机，字仲景，涅阳人，学医于同郡张伯祖，尽得其传，灵帝时，举孝廉，官至长沙太守。”清代乾隆时《邓州志》记载与此相同。清代《邓州志》除与《南阳府志》所记内容相同外，又指出其最早是师于同郡张伯祖习医。

长沙、南阳、邓州南北三地的地方志内容相符，可为张仲景任太守的重要依据，尤其是《长沙府志》，不可能凭空从南阳找一个人任长沙太守。其他如《河南通志》《南阳县志》也有类似记载。

2. 医籍中多记载　唐代甘伯宗的《名医录》载：“张仲景……举孝廉，官至长沙太守。”宋代陈振孙《直斋书录解题》卷十三记有：“伤寒论十卷，汉长沙太守南阳张机仲景撰。”宋代张杲的《医说》、宋代周守忠的《历代名医蒙求》、明代李濂的《补东汉书张机传》、清代陆久芝的《张仲景传》等均有同类记载。

特别是宋仁宗嘉祐年间（1056—1063 年），高保衡、孙奇、林亿等奉诏校正医书，他们在给宋仁宗上表阐述《伤寒论》校订情况时写道：“张仲景，汉书无传，见名医录云，南阳人，名机，仲景乃其字也，举孝廉，官至长沙太守。”这不是一般的医著记录，而是向皇帝写的奏章，是一件非常严肃认真的事情，必须谨慎对待，其要比一般的史书、传记、医籍更为可靠。

历代绝大多数医家都承认张仲景任长沙太守的事实，清代著名医家陈修园甚至将其所著的一本书命名为《长沙方歌括》，因其编著的方剂出自于张仲景。后人更有诸多医家称张仲景为张长沙。

3. 古迹与传说

（1）南阳医圣祠：张仲景故乡人民于明代在南阳城东重建了“医圣祠”以纪念这位伟大的医药学家，祠院正中坐落着张仲景的陵墓，墓碑正文为“东汉长沙太守医圣张仲景之墓”。碑的顶端刻着“万代医宗”四字。

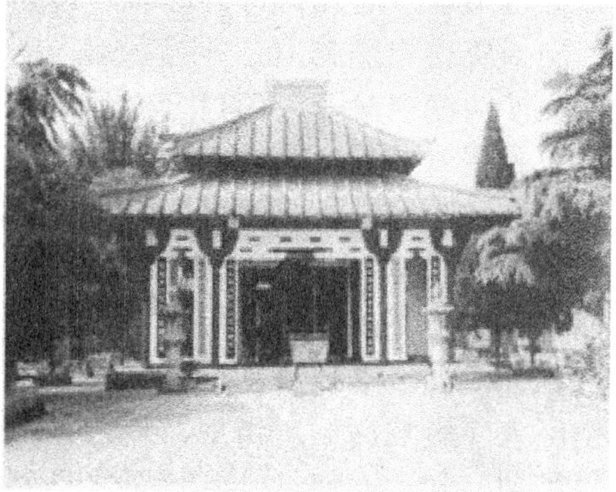
张仲景墓

此墓碑的发现过程颇有传奇色彩。崇祯戊辰（1628年）初夏，兰阳（今开封东之兰封）诸生冯应鳌，病寒热几殆。夜梦神人金冠黄衣，以手抚其体，百节通畅。问之，曰：“我汉长沙太守南阳张仲景也。今活子，我有憾事，盍为我释之。南阳城东四里有祠，祠后七十七步有墓，岁久湮没，将穿井于其上，封之唯子。”觉而病良愈。是秋，应鳌千里走南阳，城东访先生祠墓于仁济桥西。谒三皇庙，旁列古名医，内有衣冠须眉宛如梦中见者，拭尘视壁间，果仲景也。因步庙后求先生墓，已为明经祝丞蔬圃，语之故，骇愕不听。询之父老，云庙后有古冢，碑记为指挥郭云督修唐府烧灰焚毁。应鳌遂记石庙中而去。后四年，园丁掘井圃中，丈余得石碣，果先生墓，与应鳌所记不爽尺寸。下有石洞幽窈，闻风雷声，惧而封之。应鳌以寇盗充斥，不能行。又十余年，应鳌训叶，叶隶南阳，入都谒先生墓，墓虽封，就在洫流畦壤间也。问其主，易祝而包，而杨，杨又复归包，包孝廉慨然捐其地。郡丞汉阳张三异，闻其事而奇之，为募疏，请之监司僚属，输金助工，立专祠，重门殿庑，冠以高亭，题曰“汉长沙太守医圣张仲景祠墓”。

（2）晋代墓碑：南阳医圣祠内有一块小碑，上书“汉长沙太守医圣张仲景墓”。诸多专家研究认为：碑文字体有晋代之风，真书写就，仍存隶意，碑上刻有宝龛，宝龛上有莲花宝座，旁边是缠枝瑞草。祠内的另一块明代碑上记载，明代崇祯五年，当地百姓在挖井时，发现了这块石碑及仲景墓，随后就重建了医圣祠。

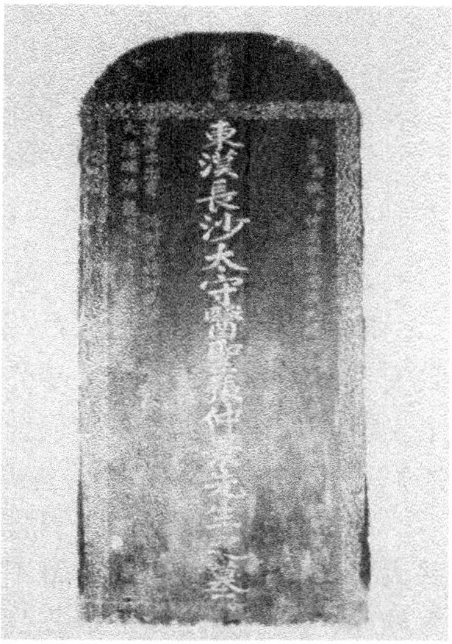

清代重修医祠墓碑

（3）长沙张公祠：清代乾隆《长沙府志》卷十五祀典篇载：“周昭王庙在东门外今废；樊公祠在大西门外祀汉樊哙；张公祠在北门内祀汉太守张仲景；陶公祠在南门外惜阴书院祀晋督陶侃。”长沙城内纪念历史名人的庙宇、祠院甚多，而东西南北四门则重祀数位影响巨大的重要人物。张公祠建于明末，内有张仲景身着太守官服的望像，在神龛内还奉有“汉太守医圣张仲景先生之位”的牌位，几经毁建。清代《长沙县志》卷十四载：“张公祠，乾隆八年（1743年），建于湘城（今长沙市）贤良祠之西（原长沙市保节堂街，今蔡锷北路湖南中医药大学第二附属医院现址），祀汉长沙太守张机。嘉庆二年（1797年），因祠宇倾圮，知县蒋绍宗奉府札，将拆卸接官亭木料并宁乡生员周胜烈捐资，重新修葺，祠宇一新。”1944 年，日军侵占长沙，祠宇被毁。1947 年在原地修建了“仲景堂”。现“仲景堂”已不复存留，但湖南省许多老中医还记忆犹新，并提议将此处财产仍归还中医界。

（4）民间习俗：在湖南长沙、湘潭等地，明清时期曾以农历正月十八日为医圣张仲景诞辰纪念日而举行各种活动。这种活动形式在南阳至今仍在进行，规模巨大，影响深远。当地及周边地区许多百姓在农历每月初一和十五仲景坐堂行医之日到“医圣爷”墓前祭祠以求驱除病灾。民间的俚语歌谣也颇为有趣：“墓前拜医圣，一生不得病，摸摸墓边羊，平安又吉祥”。现在张仲景墓四角的四个羊头被人们摸得异常光滑。“药过十二三，大夫术不沾（不行之意），没读医圣书，怎敢把病看”，说明张仲景的著作是为医者的必读之书。

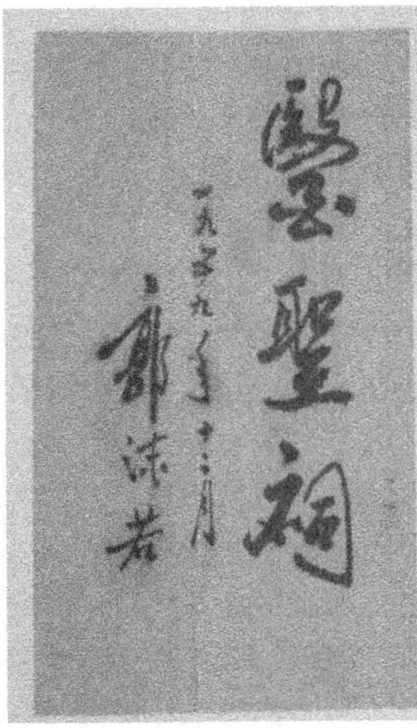

郭沫若题词

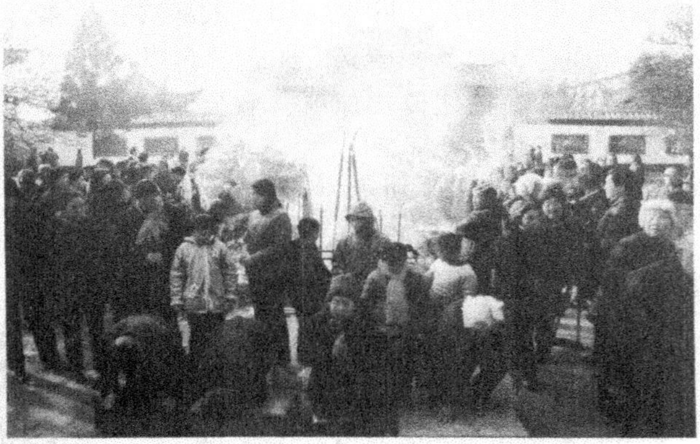
张仲景诞辰祭拜场面

三、是非解读

两种截然不同观点都有一定的依据，可是有一个问题比较有意思，那就是对张仲景大堂行医的行为予以深度关注，大堂行医的前提是张仲景任长沙太守，但当时的史书又没有其任长沙太守记载，不要说长沙太守，就是作为名医也没有在陈寿的《三国志》和范晔的《东汉书》立传，确实值得研究。

1. 为何正史无传 大凡能在史书中立传者必有其被立传的原因，大贤大善者、大恶大奸者、影响时局者、帝王将相、才子佳人、政客说客、文人名士等多为首选。尽管如此，被立传之人也是芸芸众生之极少数，绝大多数，甚至非常杰出的人也不一定都被立传。张仲景为何未被立传，可能有以下三个方面的原因。

（1）历史条件所限：汉末与三国时期战乱不断，人们生活的基本条件都难以保障，大量的文献丧失也就不可避免。张仲景所处的时代正值乱世，“文藉（籍）焚糜，千不遗一”（南朝医药学家陶弘景《本草经集注·序》）。就连张仲景自己所著的《伤寒杂病论》也散落于民间，未能完整保留。范晔所著《东汉书》的材料来源也不完整，他所参考的诸多《东汉书》（如谢永的《东汉书》、薛莹的《东汉书》、华峤的《东汉书》、谢沈的《东汉书》、袁山松的《东汉书》等）多已缺失。而这些《东汉书》所依的是《东观汉记》，《东观汉记》在撰写之始，张仲景尚未出生（所记之事从光武帝建武至安帝初，25—113 年）。《东观汉记》在增修时，张仲景尚在年少之时（桓帝元嘉中至灵帝熹平，151—177 年），不可能为张仲景立传。当张仲景有成就之时，《东观汉记》因时局动乱而停修，加之东汉王朝之覆灭，文献丢失，范晔手中没有张仲景的相关材料，也就不可能为张仲景立传。

（2）史学家的历史观所限：封建时代的史学家可谓是统治阶级的御用笔杆子，其修史的目的决定了他们对史料的选择及撰写方法——非对当时朝廷及国家政治、军事、外交影响较大的事和人一般不会收录。因为医生这一职业，在当时属下层社会侍候人的职业，不被世人所看重，所以医者入史很难，有少数入史的医家也大多是为国君及有巨大政治影响的“贵人”看病的医家，事出有因。从扁鹊、仓公，到郭玉、华佗等皆是如此。

（3）张仲景的言行难合俗流：张仲景观世态百象，痛百姓疾苦，曾毫不留情地批判当时的士人“举世昏迷”“孜孜汲汲，唯名利是务”。他即使被推至长沙太守的位置上，仍心系百姓，为百姓诊病，甚至发展到农历每月初一、十五停止“办公”，在大堂之上行医为普通百姓诊病，破坏了封建社会的等级观念。加之他为官时间很短，“政绩”并不突出，却热衷于医药，这在当时的士大夫眼中，属不合礼教之举，因而也不大可能被收入正史。

后人崇敬张仲景是因医而非因官，若张仲景未曾做过长沙太守，以他的高风亮节和求实精神，决不会自我加一个无足轻重的太守乌纱以哗众取宠、沽名钓誉。其他人也无必要在“医圣”头上加一个不大不小、不轻不重的长沙太守官帽。更何况为什么不说他是南阳太守或者其他什么地方太守，偏偏要加一个长沙太守呢？尤其是在正史无传的情况下，岂不是画蛇添足。那么结论只能是他确实做过一段时间长沙太守，在没有其他文物及文献否定他不曾做过长沙太守的情况下，只能相信现存的文物及文献记载，那么大堂行医就是确有其事。

2. 关于张仲景医迹　诸多文献均载：张仲景“学医于同郡张伯祖，尽得其传”。那么张仲景为什么要“学医于张伯祖”，又是何时“学医于张伯祖”的呢？首先张伯祖应是医德高尚的南阳名医，也有说与张仲景同族，所以张仲景才会拜其为师，正如《古今医统》所言：“张伯祖，南阳人，好方术精明脉决，治病十全，当时所重，仲景师之。”另外还有一个原因，那就是张仲景经过何颙的品鉴点拨而专事医学。据《太平御览·何颙别传》载：“同郡张仲景总角造颙，颙谓曰：‘君用思精而韵不高，后将为良医’，卒如其言。”这不但说明张仲景有从医的天赋，也基本指出张仲景学医的年龄。总角一般指在 15 岁以下，头发扎成两角样，常是儿童的代称。在古代，15 岁以前属蒙学阶段，15 岁以后就可以开始“专业”方面的学习。正如《大戴礼》所载：“古者八岁而出就外舍，学小艺焉，履小节焉；束发而就大学，学大艺焉，履大节焉。”“古者太子八岁入小学，十五入大学也。”既然何颙言张仲景韵不高，不宜入仕，宜业医，那就很自然地开始学医，所以张仲景也大体上是15岁时开始跟随张伯祖学医。

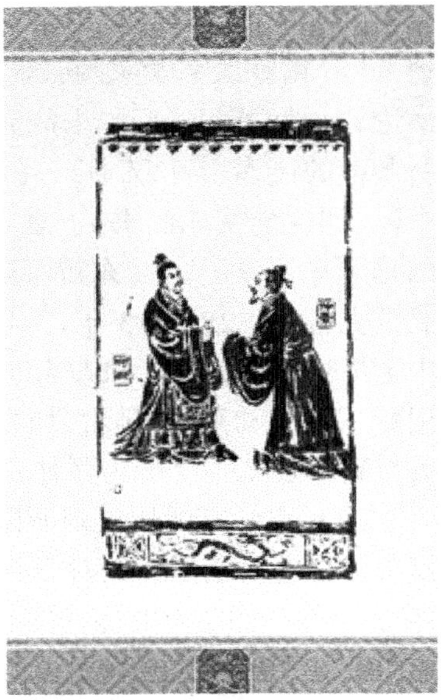

何颙为张仲景品鉴图

学成之后，张仲景在什么地方行医呢？大体上在三个地区。

（1）南阳地区：张仲景是南阳人，其师父张伯祖也是南阳人，因此，在南阳地区行医则是很自然的事。清代陆久芝《张仲景传》记曰：“张机，字仲景，南郡涅阳人也（南郡为南阳郡之误），灵帝时举孝廉，在家仁孝，以廉能称。建安中，官至长沙太守。在郡亦有治迹。”

（2）许洛地区：洛阳是东汉首都，许昌为曹操建都之地，且都与南阳相邻，张仲景到此地行医，也是合乎情理之事。唐代刘知几《史通·人物志》载：“仲景，元则，时才重于许洛”。宋代张杲《医说》：“东汉张机，字仲景，南阳人也。受术于同郡张伯祖。善于治疗，尤精经方。举以孝廉，官至长沙太守。后在京师为名医，于当时为上手。”《名医大传》也称张仲景：“后在京师，时人称为上手”。这里所言之京师，就是曹操在许昌建都之地。

明代李濂《医史》记载：仲景“少时与同郡何颙，客游洛阳。颙深知其学，谓人曰：‘仲景之术，精与伯祖。起病之验，虽鬼神莫能知之。真一世之神医也。’”由此看来，少年时的张仲景已学有所成，深受何颙的赞扬与推介。这也从另一侧面反映出何颙通过张仲景来衬托出自己看人的独到眼光。

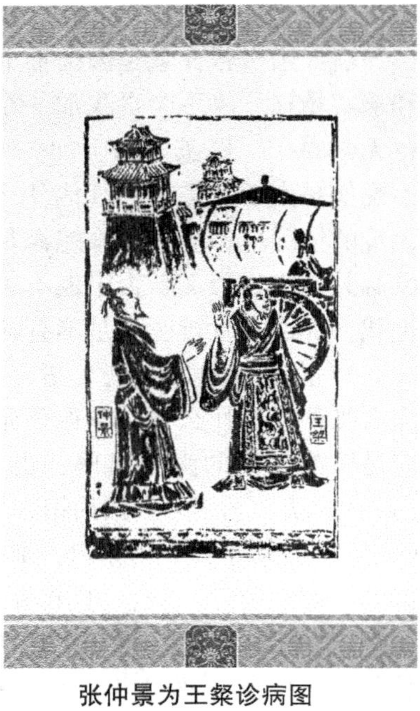

张仲景为王粲诊病图

（3）江南地区：唐代孙思邈曾说：“江南诸师秘仲景要方不传”。这说明张仲景很可能在江南地区行医著述，其著作也因世乱而散佚于民间，所以才有部分医生得到张仲景的一些方药秘而不传。具体来说张仲景在江南地区主要是荆州、长沙、湘潭一带。孙鼎宜《张仲景传略》载：“今长沙城北有张公祠，民岁以祀焉。湘潭俗以正月十八日为仲景生日，群然举酒作乐乐神。”老百姓决不会无缘无故为一个外地人做纪念活动，这也证明张仲景曾在此地为官为医，造福百姓。

此外，方中行《伤寒条辨》称：“张松北见曹操，以其川中有仲景为夸。”可能张仲景也曾到过四川行医。

以上记载证明，张仲景学医于南阳，行医于南阳、洛阳、许昌、长沙、湘潭等广大地区，行医的方式以传统的方式为主，大堂行医则是其一个伟大的创举，故为后人传颂和效仿。

第三节　张仲景对医学的创新

张仲景不但有令人称奇的医疗绝技，而且有深远指导意义的医学理论及诊疗模式，其中有许多可以说是张仲景的独创，一直影响着中医学的发展。

一、创立三大辨证体系

1. 六经辨证　是后人对《伤寒论》中太阳、阳明、少阳、太阴、少阴、厥阴（三阴、三阳）辨证方法的简称。张仲景将因外邪导致的疾病在演变过程中所表现出的症状、体征，人体抗病能力的强弱、正邪相争的情况，病势的进退和病情的缓急等各方面，进行全面的综合分析，找出其变化规律，归纳为六大证候类型，以此作为论治的依据。一般来讲，凡表现为抗病能力较强，病势亢奋的，多为三阳证，治疗以祛邪为主；抗病能力较弱，病势衰弱的，多为三阴证，治疗以扶正为主。

六经辨证提纲为：

太阳病："太阳之为病，脉浮，头项强痛而恶寒。"

阳明病："阳明之为病，胃家实是也。""问曰：阳明病，外证云何？答曰：身热，汗自出，不恶寒，反恶热也。"

少阳病："少阳之为病，口苦，咽干，目眩也。"

太阴病："太阴之为病，腹满而吐，食不下，自利益甚，时腹自痛。若下之，必胸下结硬。"

少阴病："少阴之为病，脉微细，但欲寐也。"

厥阴病："厥阴之为病，消渴，气上撞心，心中疼热，饥而不欲食，食则吐蛔，下之利不止。"

每一经病皆有表证、里证、实证、虚证、寒证、热证、变证、坏证等复杂情况，因而在临床应用时，张仲景强调"观其脉证，知犯何逆，随证治之"。

2. 八纲辨证　八纲即阴阳、表里、寒热、虚实，八纲辨证即是将临床表现进行总体的阴阳分类和具体的病位、病性及正邪力量对比等情况进行归类分析，以此确定相应的治疗方法。

阴阳是八纲之总纲，是对疾病相对属性的总体分类。人之所病，皆可看作机体阴阳的偏盛偏衰所致。《伤寒论》第7条曰："病有发热恶寒者，发于阳也；无热恶寒者，发于阴也。"是先从热象的有无及恶寒的病情来辨别疾病的阴阳属性，然后再根据具体情况来辨别属三阴三阳中的哪一类型和什么证候。《伤寒论·辨脉法》中诊脉也以阴阳为纲，指出临床诊脉，先辨脉之属阴属阳：脉见浮、数、大、动、滑，则为阳脉而主有余；脉见沉、弱、涩、微、弦，则为阴脉而主不足。阴阳脉纲既明，则据阴阳脉法之理，即可统摄脉之浮沉、迟数、强弱、大小、尺寸之阴阳，以推测气血之盛衰，脏腑之虚实，营卫之和否，而起到以纲带目之作用。“问曰：脉有阴阳，何谓也？答曰：凡脉大浮数动滑，此名阳也；脉沉涩弱弦微，此名阴也。凡阴病见阳脉者生，阳病见阴脉者死。”然后依此再详细讨论其他脉象。

“凡病若发汗、若吐、若亡血、亡津液，阴阳自和者，必自愈”。以阴阳自和作为判断疾病痊愈的标准。“太阳病，得之八九日，如疟状，……脉微而恶寒者，此阴阳俱虚，不可更发汗、更下、更吐也”。以脉证辨出阴阳俱虚，故禁用汗、吐、下。在具体疾病的诊治过程中，也可用阴阳进行辨证来指导临床，如《金匮要略·百合狐惑阴阳毒病脉证治第三》讲百合病：“百合病见于阴者，以阳法救之；见于阳者，以阴法救之。见阳攻阴，复发其汗，此为逆，见阴攻阳，乃复下之，此亦为逆。”

表里是分析病位的浅深，一般来说病在经络肌表者为表证，病在脏腑者为里证。在表者发表，在里者攻里，表里同病者或先表后里，或先里后表，或表里同治，因而辨表里在临床中十分重要。如“伤寒脉浮，发热无汗，其表不解，不可与白虎汤。渴欲饮水，无表证者，白虎加人参汤主之”。“伤寒十余日，热结在里，复往来寒热者，予大柴胡汤”。“伤寒不大便六、七日，头痛有热者，与承气汤，其小便清者，知不在里，仍在表也，当须发汗”。“伤寒医下之，续得下利，清谷不止，身疼痛者，急当救里；后身疼痛，清便自调者，急当救表；救里宜四逆汤，救表宜桂枝汤。”《金匮要略·脏腑经络先后病脉证第一》中也讲道：“问曰：病有急当救里者，救表者，何谓也？师曰：病，医下之，续得下利清谷不止，身体疼痛者，急当救里，后身体疼痛，清便自调者，急当救表也。”等辨表里而治的条文在仲景著作里十分常见。

寒热是指疾病的性质，一般而言，凡病势亢奋，阳热邪炽盛者，多属于热；病势沉静，阴邪偏盛者，多属于寒。《黄帝内经》所言之“寒者热之，热者寒之”也是在辨清疾病属性的基础上所确立的治法。张仲景更是大篇幅以辨寒热来进行论治，例如：“太阳病，发热，汗出，恶风，脉缓者，名为中风。”“太阳病，或已发热，或未发热，必恶寒，体痛，呕逆，脉阴阳俱紧者，名为伤寒。”“太阳病，发热而渴，不恶寒者，为温病。”均以寒热之辨定病名。“太阳病，发热恶寒，热多寒少。脉微弱者，此无阳也，不可发汗。宜桂枝二越婢一汤。”以寒、热之多少来决定处方用药等。寒热之辨证尤其要注意寒热盛极的反常现象，也就是寒热真假的辨别：“病人身大热，反欲得衣者，热在皮肤，寒在骨髓也；身大寒，反不欲近衣者，寒在皮肤，热在骨髓也。”。

虚实是辨别正邪的盛衰。《黄帝内经》曰：“邪气盛则实，精气夺则虚。”故虚为正气虚，实乃邪气实。辨虚实，是临床决定用扶正与攻邪的关键：“发汗后，恶寒者，虚故也；不恶寒但热者，实也。”“发汗病不解，反恶寒者，虚故也，芍药甘草附子汤主之。”“伤寒十三日不解，胸胁满而呕，日晡所发潮热，……潮热者实也，先宜服小柴胡汤以解外，后以柴胡加芒硝汤主之。”“夫实则谵语，虚则郑声。郑声者，重语也。”《金匮要略·胸痹心痛短气病脉证治第九》：“师曰：‘夫脉当取太过不及，阳微阴弦，即胸痹而痛，所以然者，责其极虚也。今阳虚知在上焦，所以胸痹、心痛者，以其阴弦故也。平人无寒热，短气不足以息者，实也。’”《金匮要略·腹痛寒疝宿食病脉证治第十》：“痛者腹满，按之不痛为虚，痛者为实，可下之。舌黄未下者，下之黄自去。”

3. 脏腑辨证　是以整体观念为指导，以脏象理论为依据来论述疾病的病因病机，判断疾病的演变规律，以此确立预防及治疗方法。张仲景的脏腑辨证体系虽在《伤寒论》中有所体现，但主要集中在《金匮要略》。《金匮要略》全书基本上都是以脏腑辨证为核心的。例如，在病因的认识方面是以脏腑经络分内外，首先提出“三因学说”，“千般疢难，不越三条：一者，经络受邪，入脏腑，为内所因也；二者，四肢九窍，血脉相传，壅塞不通，为外皮肤所中也；三者，房室、金刃、虫兽所伤，以此详之，病由都尽。”在发病及病机演变方面，提出“若五脏元真通畅，人即安和”，以及“见肝之病，知肝传脾”等理论；在诊治方面，则通过四诊举例，把诸多临床表现具体落实到脏腑病变上，以此指导临床实践。如《金匮要略·水气病脉证并治第十四》篇，根据水肿形成的内脏根源及其证候表现，而有心水、肝水、脾水、肺水、肾水之分；“心水者，其身重而少气，不得卧，烦而躁，其人阴肿。肝水者，其腹大，不能自转侧，胁下腹痛，时时津液微生，小便续通。肺水者，其身肿，小便难，时时鸭溏。脾水者，其腹大，四肢若重，津液不生，但苦少气，小便难。肾水者，其腹大，脐肿腰痛，不得溺，阴下湿如牛鼻上汗，其足逆冷，面反瘦。”《金匮要略·中风历节病脉证并治第五》篇，将中风分为在络、在经、入腑、入脏进行辨证论治。

张仲景所创立的六经、八纲、脏腑辨证体系已成为中医学辨证的基础内容，并在后人的不断补充完善中更加成熟，发挥着巨大的作用。需要指出的是，张仲景所创的三大辨证体系决不是孤立的，而是相互渗透、相互印证、相互结合，从而全面体现其辨证论治思想。

二、创建辨病与辨证相结合的诊疗模式

现在人们都知道辨证论治是中医的精髓，辨病治疗是西医的特色，而实际上张仲景不但创立了“三大辨证”体系，同时又创建了辨病与辨证相结合的诊疗模式。这种诊疗模式不但在当时是世界医学的先进模式，即使现在仍是中医、中西医结合常用的行之有效的诊疗模式。《伤寒论》各篇的篇名均以“辨某某‘病’脉证并治”名之；《金匮要略》各篇的篇名均以“某某‘病’脉证治”冠之，其目的是要人们首先掌握“病”的基本情况，在此基础上再结合不同证候、不同阶段的病理变化，选择与之相应的理、法、方药。例如一个太阳病就有几十个证，如何诊治？首先要知道太阳病是病机在表，其基本表现是“脉浮、头项强痛而恶寒”，然而不同机体、不同病邪，又有不同的证候表现，这就需要辨病与辨证相结合，才能制定符合实际情况的理法方药。《伤寒论》第34条：“太阳病，桂枝证，医反下之，利遂不止，脉促者，表未解也，喘而汗出者，葛根芩连汤主之。”本条为太阳表证，具体表现为太阳中风之桂枝证（汗出、恶风、脉缓），本该用桂枝汤，医者误

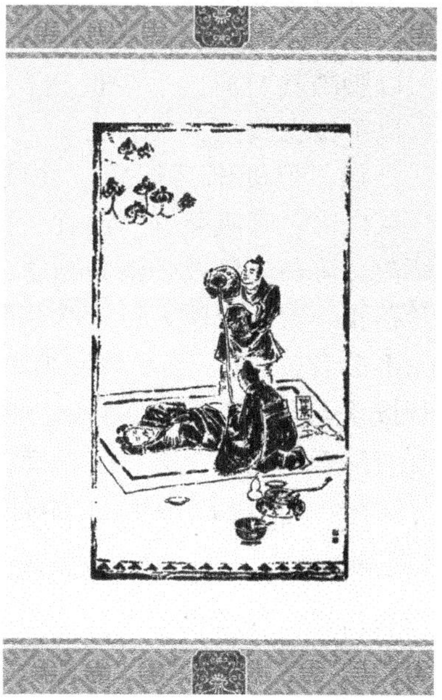

张仲景所创灌肠法图

用下法，导致下利不止，太阳表证未解而热邪内陷肠腑，故用解表清里之葛根芩连汤。这种既注重整体共性规律以辨病，又强调证候动态变化以辨证的诊疗模式，贯穿于《伤寒论》《金匮要略》全书，且至今仍为医家所喜用。

三、创新给药途径

从古代至现代，中医治病最常见的给药途径是口服给药。口服给药虽有其他给药途径所不具备的优点，但也确有其局限性。张仲景在其《伤寒杂病论》中不但创制数十种不同剂型，而且创新了除口服给药之外的熏、洗、浴、敷、舌下、滴耳等许多不同的给药途径。特别值得一提的是肠道给药的栓剂塞法及灌肠法，不但是当时世界上最早的有效给药途径之法，而且至今在临床上的通便、排毒、退热、降脂及治疗肾衰等仍屡试不爽。《伤寒论》第233条："阳明病，自汗出，若发汗，小便自利者，此为津液内竭，虽硬不可攻之，宜密煎导而通之，若土瓜根及大猪胆汁，皆可为导。"在此条文中详细介绍了润肠通便的肛门栓剂"密煎导"的制作和用法，还指出使用"土瓜根"与"猪胆汁"灌肠道以通便。临床实践证明，肠道给药，特别是灌肠法不受患者吞咽功能障碍和消化液的影响，50%~75%的药物不经肝脏解毒直接进入循环，吸收快，药效发挥迅速，是不良刺激小且见效快的一种前景广阔的治疗方法。

四、发明心肺复苏术

张仲景所著的《伤寒杂病论》，不但对外感病和内伤杂病有系统的理法方药，而且对一些急危重症也多有创新的抢救方法。如《金匮要略》杂疗方篇中对自缢死的抢救，就发明了世界上最早的心肺复苏术："徐徐抱解，不得截绳，上下安被卧之。一人以脚踏其两肩，手少挽其发，常弦弦勿纵之。一人以手按据胸上，数动之。一人摩捋臂胫，屈伸之。若已僵，但渐渐强屈之，并按其腹。如此一炊顷，气从口出，呼吸眼开，而犹引按莫置，亦勿劳苦之。须臾，可与桂汤及粥清含与之，令濡喉，渐渐能咽，乃稍止。若向令两人以管吹其两耳罙好。此法最善，无不活者。"这一连串缜密细致的操作，既有胸外心脏按压，又有拉臂压胸式、屈腿压腹式人工呼吸；既有配合药物，又有正确护理，确为原始的心肺复苏术。

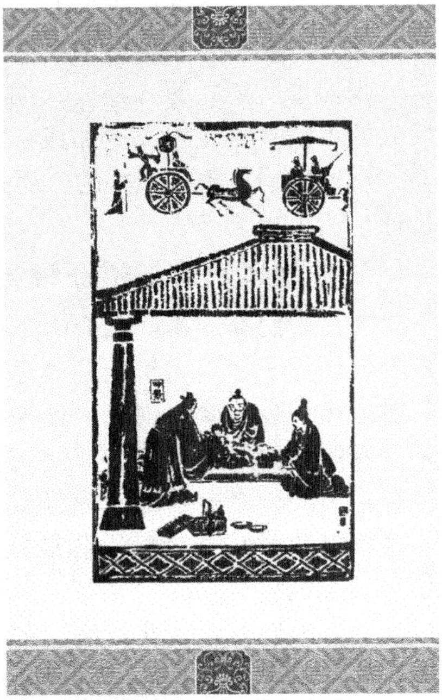

张仲景所创心肺复苏术图

五、准确描述冠心病临床特征并创制系列方药

张仲景在《金匮要略·胸痹心痛短气病脉证治第九》篇，对"胸痹"一病临床特征的描述，与现代医学对冠心病的认识近乎一致，且针对冠心病的不同表现，创制了一系列方药来进行治疗。如该篇所描述的"心中痞"和"胸中气塞"，是指轻度冠心病患者所常见的心前区满闷窒塞感；"胸背痛，短气""胸痹不得卧，心痛彻背"则指重型心绞痛发作，"彻"有放射之意，正符合心绞痛具有向肩背部放射的特点；"心悬痛"

是指心脏悬悸而痛，也反映出该病常伴有心律失常；“胸痹缓急”是冠心病的又一个特点，“缓急”二字在于说明该病具有发作性、时缓时急的临床特征。对该病的治疗，张仲景根据病情创制了瓜蒌薤白白酒汤、瓜蒌薤白半夏汤、瓜蒌薤白桂枝汤、人参汤、茯苓杏仁甘草汤、薏苡附子散、乌头赤石脂丸等系列方药进行治疗。这些方药至今仍为临床上冠心病治疗方面的常用方药，确实不能不令人对医圣倍加崇敬。

六、最早论述肺脓肿的脉因症治

肺脓肿是由于感染等多种原因引起的肺组织化脓性病变，张仲景早在 1 800 多年前就认识和掌握了该病的脉因症治，并将其定名为“肺痈”。他在《金匮要略·肺痈咳嗽上气病脉证治第七》篇中论述道：“问曰：‘病咳逆，脉之何以知此为肺痈？当有脓血，吐之则死，其脉何类？’师曰：‘寸口脉微而数，微则为风，数则为热，微则汗出，数则恶寒。风中于卫，呼气不入；热过于荣，吸而不出。风伤皮毛，热伤血脉，风舍于肺，其人则咳，口干喘满，咽燥不渴，时唾浊沫，时时振寒。热之所过，血为之凝滞，蓄结痈脓，吐如米粥。始萌可救，脓成则死。’”其认为本病的脉象为“脉微而数”，其病因为“风热”，病机为“热伤血脉，风舍于肺，热之所过，血为之凝滞，蓄结痈脓”，亦即风热壅肺，痰瘀壅蓄，结聚成痈。其临床表现为“寸口脉微而数”“汗出”“恶寒”“时时振寒”等，说明该病之起，有发热与恶寒；有“咳”“喘满”说明本病有咳嗽、气喘、胸满闷；有“脓血”“时唾浊沫”“吐如米粥”等，则把本病的咳痰、咯血及脓肿破裂到支气管后脓痰量大增，或伴有厌氧菌感染所致腥臭痰等症状描述得准确、具体、形象。针对肺脓肿的临床表现，张仲景为本病创制了苇茎汤、桔梗汤、葶苈大枣泻肺汤等，这些方剂时至今日仍为临床医生所常用。

七、首创阑尾炎的病理诊断与保守疗法

阑尾炎为临床常见急症之一，西医学一向主张手术治疗，而早在东汉时期的张仲景不但对本病有非常准确的认识和描述，而且首创了行之有效的保守疗法。他在《金匮要略·疮痈肠痈浸淫病脉证并治第十八》篇指出：“诸浮数脉，应当发热，而反洒淅恶寒，若有痛处，当发其痈。师曰：‘诸痈肿，欲知有脓无脓，以手掩肿上，热者为有脓，不热者为无脓。肠痈之为病，其身甲错，腹皮急，按之濡，如肿状，腹无积聚，身无热，脉数，必为腹内有痈脓，薏苡附子败酱散主之……肠痈者，少腹肿痞，按之即痛如淋，小便自调，时时发热，自汗出，复恶寒，其脉迟紧者，脓未成，可下之……大黄牡丹汤主之。’”他将本病定名为“肠痈”，明确指出肠痈的病理机制是“此为腹内有痈脓”。尽管当时缺乏病理解剖知识及手术探查，但张仲景仍能断定此病是肠内生痈化脓，其高明之处不能不令人叹服。张仲景指出本病“发热”“洒淅恶寒”“时时发热”等，乃言患者常表现为体温升高；“腹皮急”系指患者有腹肌紧张；“若有痛处，当发其痈”是指病变部位；“按之即痛如淋”，是指患者有局部压痛；“如肿状”“少腹肿痞”则相当于阑尾周围脓肿。为治疗本病，张仲景创制了大黄牡丹汤及薏苡附子败酱散，至今仍被应用于临床，使许多阑尾炎患者免于手术之苦。而西医则是在 1886 年才认识这一疾病，并在 1902 年巴黎外科学会上提出了“诊断一经确诊，立即手术”的治疗方法。由此可见，西方医学不但在对该病产生机制和临床表现的认识

较仲景晚之又晚，而且在治疗上单一进行手术的做法较仲景之法亦似嫌绝对而逊色。

八、发现化脓性皮肤病与肾炎相关

张仲景在《金匮要略》记载：“脉浮而洪，浮则为风，洪则为气，风气相搏，风强则为隐疹，身体为痒，痒为泄风，久为痂癞，气强则为水，难以俯仰，风气相击，身体洪肿。”“视人之目窠上微拥，如蚕新卧起状，其颈脉动，时时咳，按其手足上，陷而不起”。此段所描述的水气病与现今所认识的肾炎水肿极为相似，其所论之水气病的形成机制也与肾炎发病机制甚为吻合。条文中“脉浮为风”指的是发病之外因，是水气病形成的条件，此与现代肾炎由溶血性链球菌感染所致的认识相当；脉洪为气是人之气，指内因，为水气病形成之根据，此与现代所说的体质因素相当；“风气相搏”即内外因之结合斗争，便产生免疫反应，免疫复合物性肾炎便因之而生。文中所说的“隐疹”“痂癞”，实为链球菌感染后所致的化肿性皮肤病。张仲景能够在1 800多年前发现化脓性皮肤病与肾炎水肿病的形成存在着内在的关联性，且将其作为致病之因进行论述，实在是观察入微，思辨卓远，难能可贵。

九、最早发现白塞综合征并提出症治

白塞综合征又称口–眼–生殖器综合征，因土耳其医生白塞于1937年宣布发现此病而得名。该病的主要症状为口腔、皮肤、眼及生殖器等部位出现细小血管炎或溃疡。《金匮要略·百合狐惑阴阳毒病脉证治第十三》篇中对这些症状均有描述。张仲景将其命名“狐惑病”：“狐惑之为病，状如伤寒，默默欲眠，目不能闭，卧起不安，蚀于喉为惑，蚀于阴为狐，不欲饮食，恶闻食臭，其面目乍赤、乍黑、乍白。甘草泻心汤主之。”“蚀于下部苦参汤洗之。蚀于肛者，雄黄熏之”。“病者脉数，无热，微烦，默默但欲卧，汗出，初得之三四日，目赤如鸠眼；七八日，目四眦黑。若能食者，脓已成也，赤豆当归散主之。”条文中所描述的“蚀于喉”“蚀于阴”“蚀于上部”“蚀于下部”“蚀于肛”等，即咽喉、口腔及前后二阴所形成的炎症或溃疡；“目赤如鸠眼”“脓已成”则指今之虹膜睫状体炎及前房积脓。可见现代对白塞综合征症状的认识与1 800年前张仲景所描述的狐惑病何其相似！更为可贵的是，张仲景用内服和熏洗的方法进行治疗，至今仍为有效的治疗方法。

十、首立妇人病三篇及产后三病

中医对妇科病的认识由来已久，在《史记·扁鹊仓公列传》中言道：“秦越人过邯郸，闻贵妇人，便为带下医。”在中医四大经典之首的《黄帝内经》里有对妇女生理、病理及治法的一些记载。这说明祖国医学早就重视妇科疾病，但并无妇科方面的专著。张仲景在其所著的《金匮要略》中方有：妊娠、产后、杂病三篇妇科专论，这一开山之作为后世妇科学形成专门学科及其进一步发展奠定了基础，开辟了道路，因此可称为“妇科临床之祖”。

在《金匮要略》的第20至第22这三篇妇科专著里，记载有妇人妊娠、产后及杂病，包括了经、带、胎、产多种妇科疾病，而且较为详尽，有病名、有证候、还有相应方药。这些理、法、方、药目前仍在妇科临床上发挥着指导作用，并被广泛应用。例如治疗妊娠恶阻属脾胃虚寒证的干姜人参半夏丸，温经补虚的温经汤，活血调经的桂枝茯苓丸、大黄䗪虫丸，温阳补血的胶艾四物汤，治产后血虚腹痛的当归生姜羊肉汤，治妇人脏躁的甘麦大枣汤等。

在《金匮要略》产后篇中，首先指出了产后三大证：病痉、郁冒、大便难，并阐明产后三病为较急之症，其主要机制是血虚津伤，应引起高度重视，并及时处理。

第四节　张仲景医学伟业探因

长期以来，中医界的学者们一直推崇张仲景的高尚医德和职业精神，学习张仲景的理法方药和高超技艺，研究张仲景的学术思想和应用价值，但都较少探究张仲景为何能成就伟业。探求张仲景成就伟业的原因，或许会对中医人才的培养有一定的启发意义。张仲景被奉为“医圣”，其著作被尊为经典，这其中必有其理。能够成就这一伟大事业绝不是偶然的，而是与张仲景所处的历史地理条件、社会文化背景和个人的素质等有着非常密切的关系。

一、地理自然条件

南阳为我国人类发源地之一，境内“南召猿人”考古成果可证。周代时为申国，春秋时楚置宛邑。秦时置宛县，为南阳郡治。汉代的南阳基于优越的地理与自然环境，在政治、经济、文化诸方面都有着特殊的成就，当时在全国居于领先地位，成为一个十分重要的独特的文化区域。南阳建郡始于战国后期，秦昭襄王三十五年（前 272 年）初设南阳郡，郡府在宛（今之河南省南阳市）。在两汉的 400 多年间，南阳作为一个大郡，隶属于荆州。西汉时下辖 36 县，东汉时下辖 37 城。辖区东起比阳（今河南泌阳），南至蔡阳（今湖北枣阳）、复阳（今河南桐柏），西至武当（今湖北丹江口），北至鲁阳（今河南鲁山），约 5 万平方千米。

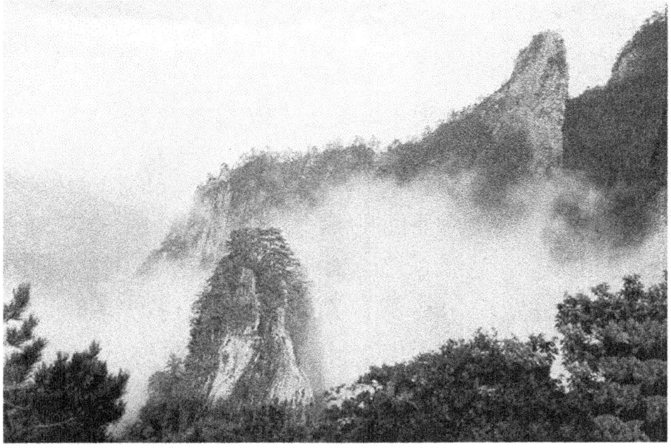

南阳伏牛山

东汉南阳的农业、手工业、商业、经济均十分发达。在南阳市区发现的汉代冶铁遗址规模巨大。南阳与长安、洛阳、邯郸、临淄、成都并列为全国六大都会，时称“宛周齐鲁，商遍天下，富冠海内”（《盐铁论·力耕》），为全国特大城市，堪与京城洛阳相媲美。因而当时的文人常以“驱车策驭马，游戏宛与洛”为一大快事。两汉时期，南阳素为兵家所争之地，具有重要的战略地位，伴随着动荡不安的世局，南阳一度成为一个政治中心。在绿林起义爆发后，刘演、刘秀、刘玄等人起兵于春陵（今湖北枣阳）加入绿林军的行列。公元23年，绿林军进军宛城，刘玄在淯阳称帝，建立起更始政权。后刘秀在洛阳称帝，史称东汉。东汉皇朝建立后，因刘秀发迹于南阳，故南阳有“帝乡”“南都”之称，诸多重臣均来自于南阳，名门望族遍布境内，张仲景之张氏家族亦为望族之一。这一时期南阳政治地位快速提升，文化氛围浓厚，百业名人辈出。其深厚的政治、文化底蕴对张仲景的成长产生了一定的影响，为其成才奠定了文化基础。

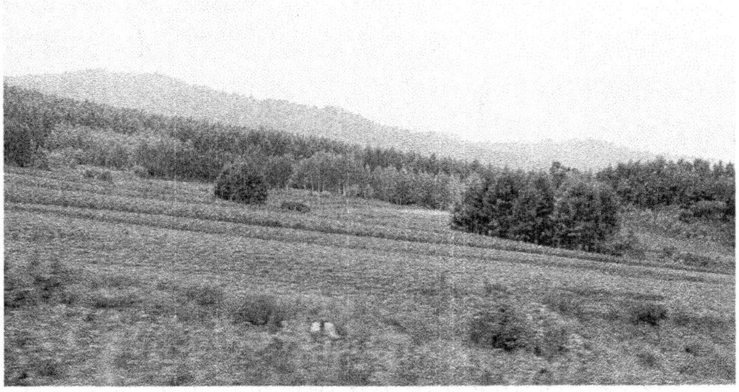

南阳中药材基地

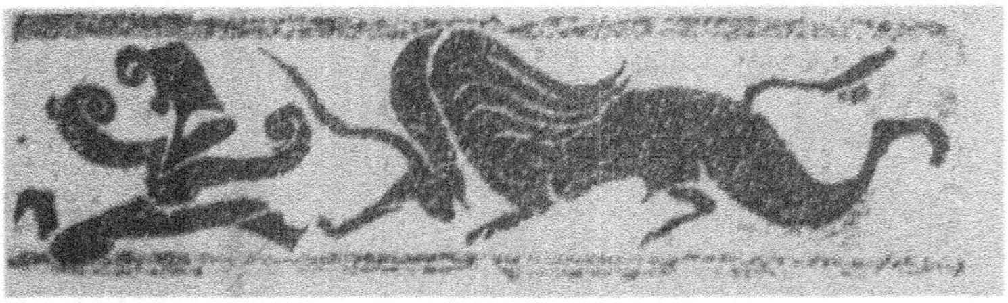

南阳汉画《斗兽图》

南阳在汉代相当长的一段时期内，政治、经济、文化昌明隆盛，悠久而丰富的文化哺育出众多杰出人物。1 000 多年前的唐代大诗人李白对古南阳发出这样的感慨：“此地多英豪，邈然不可攀。”毛泽东在《中原我军占领南阳》中说道：南阳为古宛县，三国时曹操与张绣曾于此城发生争夺战。东汉光武帝刘秀曾于此地起兵，发动反对王莽的战争，创立了东汉王朝。民间所传二十八宿，即刘秀的二十八个主要部下，多是出生在南阳一带。这说明南阳地理位置十分重要，不仅自古就是兵家必争之地，而且人才辈出。

地处中原的南阳，北靠伏牛山，东扶桐柏山，西依秦岭，南临江汉，盆地北部缺口与华北平原相连，中南部是河湖冲积的平原，构成三面环山、南部开口的马蹄形盆地。区内伏牛山主峰犄角尖，海拔 2 212.5 米，山高谷深，植被繁茂；盆地最低点是诸葛亮火烧新野之城南，海拔仅 77.3 米，地势低洼，河湖相连，沃野百里。伏牛山和桐柏山构成我国长江、黄河、淮河三大水系的分水岭，自然气候属亚热带与北温带的过渡带，季风进退与季节交替分明。这种特殊的地理自然条件，适宜各种动、植物的生长，山区又蕴藏着各种矿藏及丰富的化石，因而有着极为丰富的天然药材资源。据不完全统计：南阳地区的动物、植物、矿物中药材达 2 436 种，这成为临床用药的基本保障。张仲景的治疗用药当然也多因地制宜使用这里所产的药材，在其所著《伤寒杂病论》所用的绝大多数药物及许多药食两用的品种均可在这里找到，所以其书被称为“众方之祖”也是有一定物质基础的。

二、社会医疗环境

汉魏之际，因社会各种矛盾日益尖锐，冲突不断升级，农民起义此起彼伏，统治阶级内部则各立私党，你争我夺，直至群雄割据，魏、蜀、吴三国鼎立。几乎是连年战祸，兵荒马乱，疾疫流行，民不聊生。南阳在这一历史时期发生过多次大规模的战乱和自然灾害。

中平元年（184 年）黄巾起义，张曼成起兵于南阳，一举攻占宛城，打死南阳太守。东汉朝廷大为震动，重新任命太守，全力镇压起义军，在将近一年的时间内，南阳作为黄巾起义的中心地区，经历了惨烈的战争，遭受了严重的破坏。三国时期，更因为南阳处于魏、蜀、吴之交叉点，拉锯式的战事不断，使其政治、经济、生产等各个方面都遭到前所未有的摧残与破坏，以致“白骨委积，人相食啖”（《东汉会要》）。兵荒与灾荒，贫困与饥饿，导致广大民众体质下降，抗病能力下降，由此而使各种疾病尤其是传染病长期流行。疫疾暴发流行，则呈现出“家家有僵尸之痛，室室有号泣之哀，或阖门而殪，或复族而丧”（曹植《说疫气》）的令人恐惧的悲惨景象。处于底层的平民百姓深受其害，贵族阶层尽管他们的生活条件及医疗保健条件较好，但也往往难以幸免。这时的医界则着力研究应对这些疫疾，产生一些临床大家。

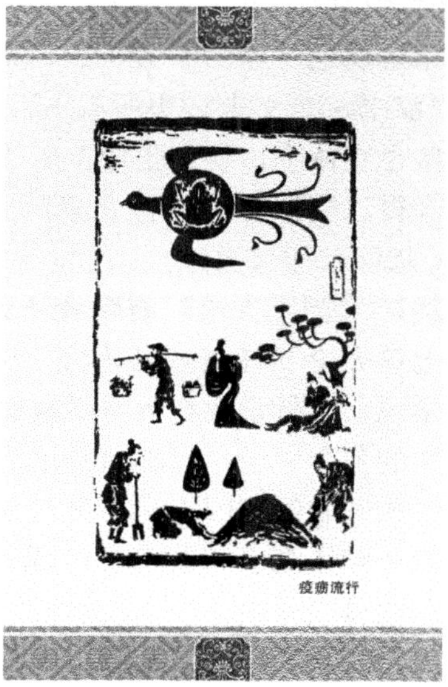

汉末疫疠流行图

东汉末年，疫疾经常暴发，十分猖獗，这也不可避免地波及张仲景的家族，正如他在《伤寒杂病论·序》中所写：“余宗族素多，向余二百，建安纪年以来，犹未十稔，其死亡者三分有二，伤寒十居其七”。亲人的逝世，使他感慨伤心，自己作为一个医生，竟没能有效地挽救亲人们的生命，这也促使他“勤求古训，博采众方”，去探求一种能够防治疫疾的方法。这样的社会背景，这样的疾患状况，在客观上为他参与大量的临床诊疗活动和收集历代及当时医家们防治疫病的经验与教训，创造了很好的条件。

三、医药基础条件

人类在长期的生活实践及与疾病做斗争的过程中，从开始的本能反应，到有意识地对疾病进行观察、总结与思考，逐渐产生了早期的医药学。我国春秋战国至秦代这一历史时期，是中国文化蓬勃发展的第一个高峰期，伴随着“诸子峰起，百家争鸣”

的学术洪流，也就自然地出现了中国乃至世界历史上最早的一批医药学著作。到了两汉时期，随着人文和自然科学的发展，中医学基础理论体系也基本成型。这一时期，人们对文献的整理与保存也颇为重视，著述也比较兴盛。仅在班固所撰的《汉书·艺文志》中所载医学书目就有医经七家，共二百一十六卷；经方十一家，共二百七十四卷。由此可见当时流行并收集整理的医学文献，从数量到内容已具有相当的规模，这为张仲景学术思想的产生奠定了较厚实的医学基础，所以张仲景在著《伤寒杂病论》时才得以“撰用《素问》《九卷》《八十一难》《阴阳大论》《胎胪》《药录》”（《伤寒杂病论·序》）等书，可惜到了东汉末年，大量的文献遭到兵火灾害的洗劫和摧毁。《汉书·艺文志》中所载书目的绝大多数没能流传下来，张仲景所看到并作参考的书有些也亡佚了，就连张仲景所著的《伤寒杂病论》也散落于民间。张仲景参考的书目至今得以流传者也只有《素问》《九卷》《八十一难》与《阴阳大论》。学者们公认为《九卷》即《灵枢》，它与《素问》共同组成《黄帝内经》。《八十一难》即是《难经》。《阴阳大论》有学者认为主要是讲运气学说的，就是唐代王冰补入《素问》中的七篇大论（任应秋《内经十讲》）。仅从现存的《黄帝内经》和《难经》来看：阴阳学说、五行学说在当时已被医学吸收并作为认识人体的方法论，且广泛地应用于医药学的各个领域；以脏腑经络为中心的人体生理病理学说基本形成；人与自然、人与社会相关联的病因、病机学说也已建立；望、闻、问、切的四诊手段已运用于临床实践；统一整体观、和谐理念已成为中医学的基本指导思想；辨证论治的思想也初步萌发。由此可以看出，《黄帝内经》《难经》等医经的出现，说明中医学基础理论体系已基本建立并逐渐完善，这就为张仲景成就伟业奠定了良好的理论基础。例如，张仲景所创的六经辨证即是源自于《素问·热论》六经热病证候分类及病理转变，并融汇了《内经》《难经》等医经中有关脏腑经络、荣卫气血的生理病理学说、病因病机学说、运气学说及四诊方法等，创造性地把外感热病错综复杂的病证及演变加以临床研究、分析总结，归纳为三阴三阳六个大的证候群。每个证候群既反映了病变部位的表、里、经、腑（或脏），也反映了病候性质的寒、热、虚、实；既能反映出疾病状态的正邪消长变化，又能反映出疾病发展变化的规律和应当采取的处置方案。因此便成为对外感热病乃至杂病有效的辨证纲领及论治准则。后世用于治疗外感热病的一系列辨证方法，如卫气营血辨证、三焦辨证等，无不由此发展而来。

秦汉以前，中国医学基本上分为医经与经方两大家。医经的重点是论述基本理论，经方则是一些用于临床的经验之方，二者还没有能够有机地结合起来，这从《汉书·艺文志》中有关医药学书目的记载上可以看出。张仲景的学术思想不但吸收了汉以前的医经理论，同时也吸收了大量的经验之方，并将二者有机地结合起来。汉代以前的经方，传世者极少，仅从近些年出土的汉代医学牍简（如长沙马王堆三号墓出土有《五十二病方》，甘肃武威出土的《治百病方》等）来看，当时在医疗实践中早已突破了单味药物的应用，而广泛使用复方治病。这些复方的组方配伍，已有一定的水平，剂型种类也较为丰富，但其辨证论治的水平仍停留在经验用方的较低级阶段，也没能很好地和基础理论结合起来。然而医经与经方的日渐充实，无疑为张仲景的“勤求古训、博采众方”奠定了坚实的基础。据学者们研究发现，张仲景《伤寒杂病论》中的一些处方源自于《汤液经法》（亦称《汤液经》）。《汤液经法》在西汉以前未见文献记载，该书首见于《汉书·艺文志·经方类》“汤液经法三十二卷”，可惜的是此书已不得见。所幸的是在敦煌医学卷中发现有“华阳隐居陶弘景撰”的《辅行诀脏腑用药法要》（亦简称《辅行诀》），该书所记医方主要来源于《汤液经法》。学者们通过深入细致的研究发现，《辅行诀》透出了两个信息：其一是证明了晋代学者皇甫谧《针灸甲乙经》序文中所言的一句话：“仲景论广伊尹汤液为数十卷，用之多验。”“伊尹《汤液》”即皇甫谧所认为伊尹著的《汤液经法》，而事实上《汤液经法》是西汉时期托名伊尹的一部经方著作。《辅行诀》曰：“弘景曰：外感天行，经方之治，有二旦、六神大小等汤。昔南阳张机，依此诸方，撰为《伤寒论》一部。”其二《伤寒杂病论》中的一些医方是源自于《汤液经法》，该书虽后世不得见，但张仲景见到过，皇甫谧见到过，《辅行诀》的作者陶弘景也见到过，因而《辅行诀》与《伤寒杂病论》中的一些方同源于一个祖本经方——《汤液经法》。

从《辅行诀》现存的56首经方中可以发现有一些与张仲景方相同。

方名主治大致相同者：

《辅行诀》方	张仲景方
小白虎汤	白虎汤
小玄武汤	真武汤（亦称玄武汤）
大青龙汤	小青龙汤

方同而异名者：

《辅行诀》方	张仲景方
小补心汤（第一方）	瓜蒌薤白半夏汤
大补心汤（第一方）	枳实薤白桂枝汤
小泻脾汤	通脉四逆汤
小补脾汤	理中丸
建中补脾汤	小建中汤
小青龙汤	麻黄汤
大白虎汤	竹叶石膏汤易人参为半夏
小朱鸟汤	黄连阿胶汤

方名已改，但在仲景行文中仍留有旧方名者：如《辅行诀》小阳旦汤与《伤寒论》桂枝汤，药物组成、主治及用法均同，仅方名有异。但在《伤寒论》卷二“辨太阳病脉证并治上第五”有文曰：“证象阳旦，按法治之而增剧，厥逆，咽中干，两胫拘急而谵语。”关于其中“阳旦”之名称，成无己注为“桂枝汤别名也。”《金匮要略》卷下“妇人产后病脉证并治第二十一”云：“产后风，续数十日不解，头微痛恶寒，时时有热，心下闷，干呕汗出，虽久，阳旦汤续在耳，可与阳旦汤。”注曰：“即桂枝汤”。除此以外，在《伤寒杂病论》还可发现一些方是《辅行诀》的衍化方，应是张仲景根据病情而进行的加减改造方。

当代伤寒大家聂慧民教授研究东汉时我国中医药的基本状况是：①社会的发展，特别是农业的高度发展，植物类药物治病已被广泛地应用。以砭石、针灸为主的治疗方法，似乎已退居次要地位。②民间验方和独到的秘方，较集中于少数方技之士的手里，专业医生的职业逐渐形成，家传和师徒相传是当时医学传承的主要形式，医药学逐渐形成专门技术，但不轻易向社会公开。③部分巫祝还兼做医生，许多读书人仍鄙视医疗卫生工作，且以业医为耻。就连华佗这样的“神医”都有这种思想，可见当时医生的社会地位确实很低。④医经学派逐渐形成，从理论上由迷信的神学巫医学开始走向以哲学理论分析医学的较为科学的自然哲学阶段。⑤道家的理念和丹鼎派道士的烧炼服食等化学研究及验方的广泛应用，对医学的发展产生一定的影响。

上述的医药学基本条件，使得张仲景“勤求古训，博采众方”成为可能。张仲景所言之“古训”即是当时之医经，张仲景所言之“众方”也就是当时流行于世的经验方。在当时的这些医药知识面前，张仲景通过“勤求”与“博采”，并结合自己丰富的临床经验，在继承的基础上进行了创新，使医学理论与临床实践有机地结合起来，熔“医经”“经方”为一炉，使理、方、药一线贯穿，从而建立了较为完备的辨证论治体系，形成了行之有效的临床方剂学。所以，后世对张仲景的《伤寒杂病论》便有“辨证论治专著”“急症学专著”“方书之祖”“众方之祖”等美誉。而今天，我们常把张仲景的著作称为“经典”，把《伤寒杂病论》所载之方称为“经方”，其含义已大大超出了张仲景那个时代的“医经”“经方”，成为医者当遵守效仿的“经典”“典范”。

四、个人素质条件

要想成为一个合格的医生，特别是一名技艺高超的合格医生，除各种客观条件外，个人也需要具备一定的条件。就“医圣”张仲景而言，我们至少可以解读出他身上具备的五种素质。

1. 医学悟性 学中医除了具有一定的知识基本功外，大家公认的是要有一定的悟性，悟性高的人容易理解中医之理，悟性差的人，终其一生，收效甚微。正如张仲景在《伤寒杂病论·序》中所言：“天布五行，以运万类，人禀五常，以有五藏，经络府俞，阴阳会通，玄冥幽微，变化难极。自非才高识妙，岂能探其理致哉！”张仲景自幼聪敏，考虑问题细致周密，对医学这门关乎人的性命的学问领悟很快，所以何颙言其“用思精”，且断言“将为良医”。

2. 目的明确 为什么学医？学医为了什么？这是为医者不能回避的现实问题，解决了学医目的的问题，那么自觉性、积极性就高，甚至可以激发自己的潜能，提高医学领悟能力。张仲景研究“伤寒”的起因，乃是其亲人惨遭“伤寒”之害，正如他自己所说：“余宗族素多，向余二百，建安纪年以来，犹未十稔，其死亡者，三分有二，伤寒十居其七。感往昔之沦丧，伤横夭之莫救，乃勤求古训，博采众方……”这是一种孝慈悲悯之“仁心”的表现，由感伤亲人的不幸，延展到关心他人的疾苦，由“仁者爱己”升华到“仁者爱人”的博爱情怀。张仲景明确指出：“上以疗君亲之疾，下以救贫贱之厄，中以保身长全，以养其生”（《伤寒杂病论·序》）。尽管这里有一些封建意识和等级观念，但这种博爱情怀和明确的目的，不能不说是张仲景学医的一个动力。

3. 虚心学习 从某种意义上说医生是一个终身学习的职业，能否虚心学习，是决定能否成为一个高明医生的重要因素，张仲景就是能够虚心学习的典范。首先他能尊师好学，深得其师张伯祖的悉心传授，故“尽得其传”。张仲景并不满足于此，他对前人的经验也十分重视，向他人学习，从医经、经方中汲取营养是张仲景能够成就伟业的原因之一。他在《伤寒杂病论·序》中开篇即言：“余每览越人入虢之诊，望齐侯之色，未尝不慨然叹其才秀也。”扁鹊用综合疗法成功抢救虢国太子，用望诊诊断齐侯疾病由浅入深的过程确实令人叹服，对张仲景来说这就有了学习的榜样，扁鹊高超的“起死回生”之术与望色诊病的技艺对张仲景影响很大，他的学习态度很明确，那就是“勤求古训，博采众方”，而且坚决反对那些“不念思求经旨，以演其所知”和“各承家技，终始顺旧”的不思进取和抱残守缺思想行为。由此可以看出，继承与创新是贯穿在张仲景学习、行医全过程的一条主线。

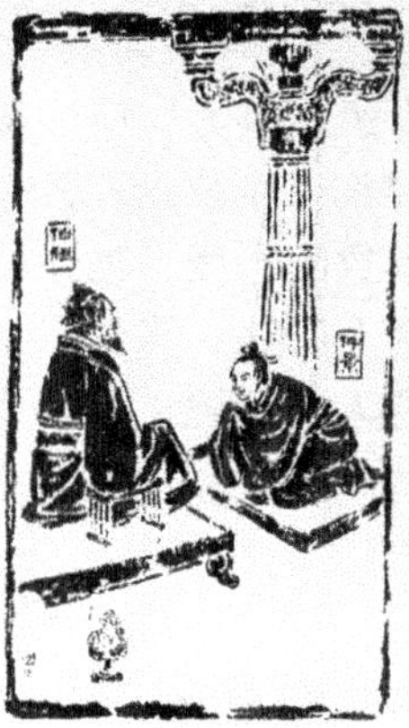

张仲景拜张伯祖为师图

4. 科学态度　在中国早期的奴隶制社会，最初医学掌握在巫医手里。随着社会的进步与科学的发展，医和巫逐渐有了分工，但医学仍在相当长的时间内受到巫术及迷信的影响。到了两汉时期，医药学虽然发展到一个较高的水平，但巫术、神权迷信仍有一定的市场，因而患者被迷信、巫术所愚弄，所延误导致病情加重甚至死亡者经常发生。同一时期，在中国唯物论的哲学体系逐渐形成，科学的思想也逐渐动摇了巫术迷信的地位，特别是当时已经成书的《黄帝内经》充分体现了医学领域的科学思想，这就使张仲景得以冲破神权迷信、巫术与天命观的束缚，而以无神论的唯物世界观来看待事物，以科学的态度来研究并解决医学问题。然而“举世皆迷，莫能觉悟”的状况令张仲景痛心，他大声疾呼那种“降志屈节，钦望巫祝”的蒙昧愚蠢做法，最终只能是“告穷归天，束手受败”。他清醒地认识到，神权、巫术、迷信是医学发展的极大障碍，医学必须摒弃这些东西，要用科学的态度、科学方法、科学的医药来治病救人。

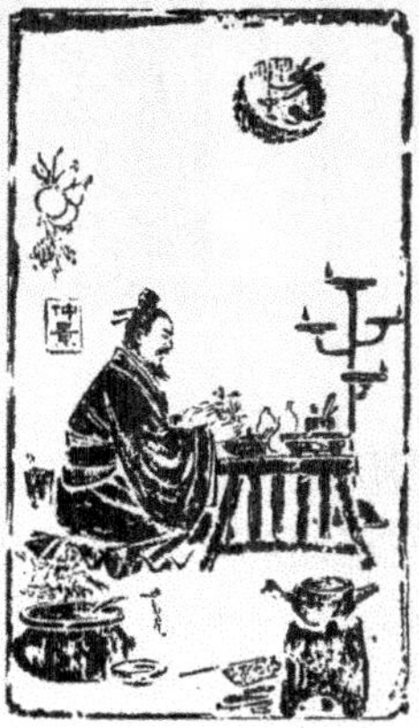

精索医理

张仲景深研医理图

5. 认真细致　我们中国人常说“人命关天”，是说人的命是如天之大事，而医者人命所系，来不得半点马虎。张仲景目睹那些“曾不留神医药，精究方术”的居世之士、“驰竞浮华，不固根本，忘躯徇物”的趋世之士、“竞逐荣势，企踵权豪，孜孜汲汲，唯名利是务，崇饰其末，忽弃其本”的虚伪之士，特别是面对那些不读经论，不精医理，“各承家技，终始顺旧”的凡医们，临诊马虎，草菅人命的惨痛现实，深感作为医者的重大使命。他严厉痛斥那些诊病不认真细致的医疗行为“省疾问病，务在口给，相对斯须，便处汤药，按寸不及尺，握手不及足，人迎趺阳，三部不参，动数发息，不满五十，短期未知决诊，九候曾无仿佛，明堂阙庭，尽不见察，所谓窥管而已。”这样应付病人，“欲视死别生，实为难矣。”这使张仲景深深感到，为医之不易，为医之事大，应为像扁鹊那样认真细致，准确诊疾，方不负为“医”之名。从张仲景《伤寒杂病论》中对疾病的动态描述和方药的加减诸方面，完全可以看出张仲景认真细致的态度，他永远是我们医务工作者学习的楷模。

综上所述，张仲景能够成就一番伟大的事业，绝非偶然，有客观条件，有主观条件，有人文环境，有个人素质，这是值得我们深思的问题，更是值得我们继承的宝贵财富。

第五节　张仲景医学思想传承

张仲景《伤寒杂病论》成书之后，时逢汉末三国数十年战乱，这种社会动荡和竹简成书的时代，书籍极易散失，在这一时期不但《伤寒杂病论》十六卷原著已不得见，而且散见于其他文献中的张仲景著作也流失大半。那么何人有幸能得到张仲景著作呢？不外张仲景家人、弟子及与他相交之人。

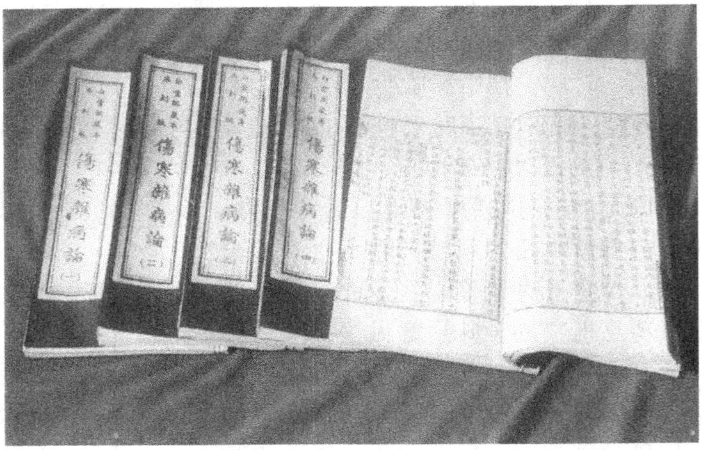

《伤寒杂病论》白云阁藏本

据历史文献记载，高平人（今山东）王叔和（177—255）因知张仲景为其同族名人王仲宣诊病之神，敬仰其学而随张仲景学医，即使未成为登堂弟子，却与张仲景弟子卫汛有交，知张仲景著作的重要价值。后王叔和为魏、晋太医令，因此有能力也有条件对散乱的张仲景著作进行撰次整理，使张仲景著作始行于世。《针灸甲乙经》《太平御览》《医说》，以及隋、唐史志等都有张仲景、王叔和著作书目。但令人遗憾的是，同张仲景一样，史书未为王叔和立传，缺乏其生平事迹。王叔和撰次张仲景之书，虽曰行世，但并未广泛流传，因而至唐代孙思邈有“江南诸师秘仲景要方不传”之感叹。

一、宋以前传承情况

（1）魏晋时王叔和撰次张仲景之论于《脉经》之中（250 年左右），基本反映了张仲景原著的风貌。《脉经》卷七主要编次《伤寒论》的内容，卷八、卷九主要收录张仲景治疗杂病方面的内容。皇甫谧《甲乙经·序》说："近代太医令王叔和，撰次仲景，选论甚精。"

（2）西晋葛洪虽为道医，但在其《肘后备急方》中多次引录"张仲景诸要方"。在《肘后备急方》中有"省仲景、元化、刘戴《秘要》《金匮》《绿秩》《黄素方》近将千卷"之语，虽不见完整内容，但也首次出现"金匮"之名。

（3）东晋陈延之的《小品方》收有张仲景《辨伤寒》与《张仲景杂方》之目。可惜《小品方》久佚，其所收录张仲景著作的内容也随之佚不得见。《小品方》部分内容被《秘阁四部书目录》所收录。

（4）梁代阮孝绪（479—536）著作《七录》收载有《张仲景辨伤寒》十卷、《张仲景评病要方》一卷。这里的《张仲景辨伤寒》与《小品方·序》中所称之《张仲景辨伤寒》应为同一部分内容。

（5）《隋书·经籍志》有"张仲景方十五卷""梁有张仲景，评病要方一卷""张仲景疗妇人方二卷"。隋代巢元方著《诸病源候论》，其中有《伤寒论》之内容，而不著张仲景之名，可能是转引自《小品方》等书。但巢氏可能见到张仲景著作杂病的内容，他在"妇人三十六疾"中说道："仲景义最玄深，非愚浅能解。"

（6）唐代孙思邈在《千金翼方》中以"方证同条，比类相附"的形式在卷九、卷十收录了《伤寒论》的内容，其他卷中也收录一些杂病的内容。此内容由北京中医药大学的钱超尘教授校注后出版，名为《唐本伤寒论》（含有一部分杂病内容）。

（7）唐代王焘《外台秘要》（约 752 年）中引张仲景之方，不分《伤寒论》方和《金匮要略》方，皆称《仲景伤寒论》。

（8）《旧唐书·经籍志》载有张仲景药方十五卷，王叔和撰。

（9）《新唐书·艺文志》（1060 年）除有王叔和张仲景方十五卷外，还有《伤寒卒病论》十卷。这也是张仲景之书第一次以《伤寒卒病论》的名称出现。

（10）这一时期还有诸多文献载有仲景书目，如《崇文总目辑释》：《伤寒论》十卷，张仲景撰，王叔和编；《通志·艺文略》：张仲景《伤寒论》十卷，晋代王叔和编次；《郡斋读书后志》：张仲景《伤寒论》十卷；《直斋书录解题》：《伤寒论》十卷，汉长沙太守南阳张机撰等。

（11）侯康《补东汉书艺文志》录有张仲景《脉经》一卷、张仲景《金匮玉函经》八卷、张仲景《评病要方》一卷、《五藏论》一卷、《方》十五卷、《口齿论》一卷、《治妇人方》一卷。晋、隋、唐历代传抄《张仲景方》十五卷，到宋时则分为"伤寒类"和"杂病类"两个系统而分别流传：将《张仲景方》中"伤寒"内容单独雕版印刷，名为《金匮玉函经》（八卷）；将《张仲景方》中"杂病"内容单独雕版为六种：①张仲景《脉经》一卷；②张仲景《五藏论》一卷；③《五藏荣卫论》一卷；④《金匮要略方》三卷；⑤《疗黄经》一卷；⑥《口齿论》一卷。共七卷。《脉经》即《金匮要略》之藏腑经络先后病脉篇；《五藏论》有多种版本，内容也有出入，应以张元素所传者为完整；《五藏营卫论》即《金匮要略》之五脏风寒积聚篇；《金匮要略方》为《金匮要略》之主要内容；《疗黄经》即《金匮要略》之黄疸病篇；《口齿论》已佚不可见。在《宋史·艺文志》除《伤寒论》外，还有“《脉经》一卷，《五脏荣卫论》一卷，《金匮要略方》三卷，《疗黄经》一卷，《口齿论》一卷，《金匮玉函》八卷”的记载。

这一时期，所传张仲景著作名称纷繁，不但与张仲景自序的《伤寒杂病论》书名不符，而且与原著的“一十六卷”有差距。

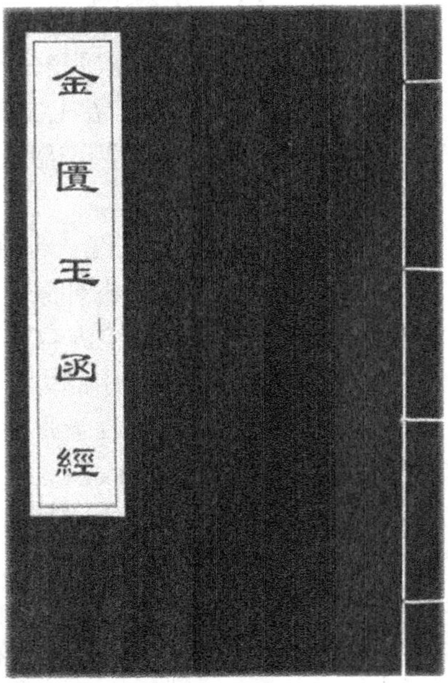

《金匮玉函经》

二、宋明之书名一统

宋代发明了活字印刷术，并大兴校书之风，为著述及文献整理创造了有利条件。治平二年(1065年)，朝廷召儒臣高保衡、孙奇、林亿等校订《伤寒论》，治平三年校讫《伤寒论》同体而别名的《金匮玉函经》。其序曰：“自仲景于今八百多年，唯王叔和能学之，其间如葛洪、陶弘景、徐之才、孙思邈辈，非不才也，但各自名家而不能修明之。开宝（968—976年）中，节度使高继冲曾编录进上，其文理舛错未经考证，历代虽藏之书府，亦缺于勘校，是使治病之流，举天下无或知者。朝廷诏儒臣校正医书，臣等续被甚选。以为百病之急无急于伤寒，今先核定张仲景伤寒论十卷，总二十二篇，证治合三百九十七法，除重复者有二百二十方，今请颁行。”在林亿等人看来，晋、唐代名医只有王叔和较为全面地学习了张仲景学说，且张仲景之书所藏也差错较多，未经考证与校勘，从应急的角度出发，应先校勘出伤寒的内容。由于《金匮玉函经》是“条列于前，方汇于后”，不如《伤寒论》之论方一体那么方便实用，因此长期以来《伤寒论》渐领风流而《金匮玉函经》备受冷落。

在这一时期，掌管内廷的贡奉翰林学士王洙在馆阁中发现了彭城节度使高继冲献于朝廷的张仲景著作《金匮玉函要略方》。此书为经人编录的《伤寒杂病论》的一种节略本。1057年，此书交于校正医局，由孙奇等人校订，孙奇等人在《金匮要略方论》序中曰：“翰林学士王洙在馆阁日于蠹简中得仲景《金匮玉函要略方》三卷，上则辨伤寒，中则论杂病，下则载其方并疗妇人。”《伤寒杂病论》本为十六卷，今只三卷，其节略可知。序中又云：“臣奇先校定《伤寒论》，次校定《金匮玉函经》，今又校成此书。”可知《金匮玉函经》与《金玉函要略方》是两本书，实乃《伤寒论》之别本。至此，张仲景《伤寒杂病论》十六卷本原书已不得见，经林亿等人校订的《伤寒论》基本成为定本。由孙奇等人将《金匮玉函要略方论》去掉“玉函”二字为《金匮要略方论》，删去此前已颁行《伤寒论》中的相关条文，收采散落于《千金要方》《外台秘要》《古今录验》等著作中的张仲景之方，而最终成为《金匮要略》之定本。张仲景大论经晋、隋、唐代颠沛流离，散落丢失，终于在宋代方得成形，虽未能保持原貌，且被一分为二，但这部旷世宝典，终得传承，恩泽后世。

一个比较有意思的现象是，自《伤寒论》和《金匮要略》基本定型以后，历代医家似乎特别偏爱《伤寒论》，因而名家几乎皆以研读《伤寒论》为必需。从这个意义上讲，林亿等人校订之宋本《伤寒论》不但规范、统一了伤寒版本，而且造就了历代名医，如宋代就有：韩祇和的《伤寒微旨论》、朱肱的《南阳活人书》、庞安时的《伤寒总病论》、郭壅的《伤寒补亡论》、许叔微的《伤寒九十论》等。

金代大定十二年（1172 年）成无己第一个全面对《伤寒论》进行注解，书名为《注解伤寒论》，因宋本《伤寒论》日益难觅，后习医者读此书者日盛。其后，宋刻原版（也称治平本）《伤寒论》渐不可见，所能见者，为较近宋本《伤寒论》原貌之明代万历中赵开美之仿刻本。赵开美（1563—1624），又名琦美，字仲朗，号元度、清常道人，常熟虞山人，官至刑部贵州司郎中，受奉政大夫。其博闻强记，喜好方术，与其父皆好藏书，家有藏书馆名为“脉望馆”。每遇所喜之孤、珍、善本，则其父作序而子刻之，以资用藏。宋本《伤寒论》《金匮要略》至明万历年间，已难寻觅，甚至金代成无已的《注解伤寒论》也甚为稀少，仅有少数藏书家及医家有之。万历二十三年（1595 年），虞山疾疫流行，赵氏家族多人染病，后得善用张仲景之术的名医沈南昉诊治痊愈。沈氏手上有成注本《伤寒论》，即索而刊行。后又刻《金匮要略方论》（上、中、下三卷）、《伤寒类证》（上、中、下三卷）及《集注伤寒论》。明代万历二十七年（1599 年）将此四书合为《仲景全书》刊行，这就是后世所传人们常言之赵开美本。

对于《金匮要略》而言，人们对此关注的程度远不及《伤寒论》，因而学习、研究者也比较少。其版本影响最大者当属宋本。所谓宋本，是指宋代较正医书局校订并刊行的版本，也就是林亿、孙奇等人所校之《金匮要略方论》。后之版本，皆由此而来。但是其原版至明代已很少见，今已不可得，所能见者则多由赵开美本而来。至于赵开美所刻之《金匮要略》也在《仲景全书》之中，其源于宋本或源于经他人校刻之本。赵开美在“刻仲景全书序”中言道：“沈君曰：《金匮要略》，仲景治杂病之秘也，合并刻之，目见古人攻击补泻缓急调停之心法。先大夫曰：小子识之，不肖。孤曰：敬哉！既合刻，则名何从，先大夫曰：可哉，命之名《仲景全书》。”从此段话可以看出该本为赵氏家藏之本，经沈氏点拨而得以重视。另从赵本前面所收录的邓珍序来看，似乎又参考了元代（1340 年）邓珍的校勘本，其邓序曰：“张仲景，以颖特之资……作《伤寒杂病论》方合十六卷……惜乎后之传者，止得十卷，而六卷则亡之。宋翰林学士王洙，偶得杂病方三卷于蠹简中，名曰金匮方论，即其书也……林亿等奉旨校正，并版行于世。今之传者，复失三卷。仆幼嗜医书，旁索群隐，乃获于盱之丘氏，遂得与前十卷表里相资……故不敢秘，圣勒诸梓，与四方共之。后至元庚辰樵川玉佩邓珍敬序。”由此序中“今之传者，复失三卷”及由丘氏所得来看，亦为宋刊之本。明代以后有多种校刻本，包括传入日本的翻刻本也大多源于赵开美本。

对《金匮要略》之注解，朱丹溪的弟子明代赵以德为先河。曹炳章《历代伤寒书目考》曰：“注伤寒，宋有五十七家，金二十家，元三十家，明九十一家，共计一百九十八家。而《金匮要略》唯明赵以德《金匮玉函要略衍义》一家而已。”从此以后，注解研究《金匮要略》的医家才日益隆盛。

仲景《伤寒杂病论》在传承过程中，被后人一分为二，即《伤寒论》和《金匮要略》。《伤寒论》以宋本为正，但原版已不得见，所能见者为明代赵开美本及金代成无己的《注解伤寒论》。近代又发现传世的三种古本：一为长沙古本，亦谓长沙刘崐湘本，在湖南经何键手写印行，刘仲迈义疏，书名虽为《伤寒杂病论》，但内容只有伤寒而无杂病；一为桂林古本，号称第十二手稿本，由桂林罗哲初交黄竹斋，黄竹斋以《伤寒杂病论》为书名刊于西安，其内容同样以伤寒为主；一为康平古本，由日本人大家敬节发现并刊行于日本，在中国也有复刊本，名为《康平伤寒论》，与正本《伤寒论》大同小异。

《伤寒杂病论》杂病部分经林亿、孙奇等人校勘名为《金匮要略玉函方》，后世所传多数称为《金匮要略》或简称为《金匮》。然而在传承过程中，有些人把《金匮要略》与《伤寒论》之别本《金匮玉函经》相混。《金匮玉函经》八卷，经林亿等人校勘，其序文明确讲道：《金匮玉函经》与《伤寒论》同体而别名……臣等先校定《伤寒论》，次校成此经。其文理或有与《伤寒论》不同者，然其意义皆通，圣贤之法不敢臆断，故并而存之。凡八卷，依次归目，总二十九篇，一百一十五方。《通志·艺文略》中载有《金匮玉函》八卷，即是此书。而赵希弁《郡斋读书后志·卷二》却载：《金匮玉函经》八卷，东汉张仲景撰，晋代王叔和集，设答问形证脉理，参以治疗之方。仁宗朝，王洙得于馆中，用之甚效，合二百六十二方，误以《金匮要略玉函方》为《金匮玉函经》。马瑞临《文献通考》《经籍考》载有《金匮玉函经》八卷，但将陈振孙《直斋书录解题》说《金匮要略》之语引于《金匮玉函经》之下：“林亿等校正此书，王洙于馆阁蠹简中得之，曰《金匮玉函要略方》，上卷论伤寒，中论杂病，下载其方并疗妇人，乃录而传之。今书以逐方次于证候之下，以便检用，其所论伤寒文多饰略，故但取杂病以下，止服食禁忌。二十五篇，二百六十二方而仍其归。”可见当时确有许多人误将《金匮玉函经》与《金匮玉函要略方》混为一谈。

三、大论被奉为经典

中国古代是非常尊崇经典的，也就是说人们将那些非常重要的，能影响人们言谈举止的权威性著作奉为经典，并以之作为一种规范，这也是中国传统文化的一个重要特征。所谓经典，《现代汉语词典》释曰：“指传统的具有权威性的著作。”“尊为典范的著作”。《古代汉语》释曰：“织布直线为‘经’，跟‘纬’相对。……旧说以圣人的著作为‘经’，又以可作道德标准为‘经’。成语‘高文典册’，引申为法，可遵循的准则。”老子的《道德经》则是道家的主要经典，“四书”（《大学》《中庸》《论语》《孟子》）“五经（《易经》《尚书》《诗经》《周礼》《春秋》）”则是儒家的主要经典。

医家经典的概念源自班固的《汉书·艺文志》，该书据刘歆《七略》列方伎为四种，即“医经”“经方”“房中”“神仙”，其中隐秘的“房中”和虚无的“神仙”不属于医学内容。关于“医经”，《汉书·艺文志》曰：“医经者，原人血脉、经络、骨髓、阴阳、表里，以起百病之本，死生之分，而用度箴石、汤火所施，调百药，齐和之所宜。至齐之德，犹磁石取铁，以物相使，拙者失理，以愈为剧，以生为死。”关于“经方”，《汉书·艺文志》曰：“经方者，本草石之寒温，量疾病之浅深，假药味之滋，因气感之宜，辨五苦六辛，以通闭解结，反之于平。及失其宜者，以热益热，以寒增寒，精气内伤不见于外，是所独失也，故谚曰：有疠不治常得中医。”在汉代以前医经家主要讲医学理论，经方家主要用治病方药，而张仲景则选用医经的内容加以发展与改造，选用经方的一些内容加以扩充与发展，并使两者紧密地结合起来。“撰用《素问》《九卷》《八十一难》《阴阳大论》……”则是传承了汉代以前的医经，“勤求古训，博采众方”则是集汉代以前之经方，这就使医经的理论最大限度地发挥其指导作用，使经方的应用有了充分的理论依据。张仲景的这种理、法、方、药为一体的创举和辨证论治的方法奠定了整个中国临床医学的基础，因而备受历代医家推崇，其人为“医中之圣”“犹儒家之孔子”，其著作“字字珠玑”“最为众方之祖”。明代李濂《医史》中称张仲景之书：“自汉魏迄于今、海内学者，家肆户习，诵读不暇，如士子之于六经然……”可见张仲景其人其书在医学界的影响和地位。然而真正将其著作定为“经典”则是20世纪60年代末的事，1960年，人民卫生出版社出版了由北京、上海、广州、南京、成都五所中医学院联名编著的中医院校试用教材《内经讲义》《中药学讲义》《伤寒论讲义》《中医内科学讲义》等十七种教材，在这些教材前言中讲道：“本教材取材于四部古典医籍《黄帝内经》《神农本草经》《伤寒论》《金匮要略》和历代名著的基本内容，并密切结合各个学院的教学和临证的实际经验，用现代语言尽可能全面和系统地介绍了中医药学知识。”明确指出“四部古典医籍”的书名和在高等中医教育“教学内容”中的地位和方法，而且《黄帝内经》《伤寒论》《金匮要略》后来也成为中医研究生教育的基本学科。

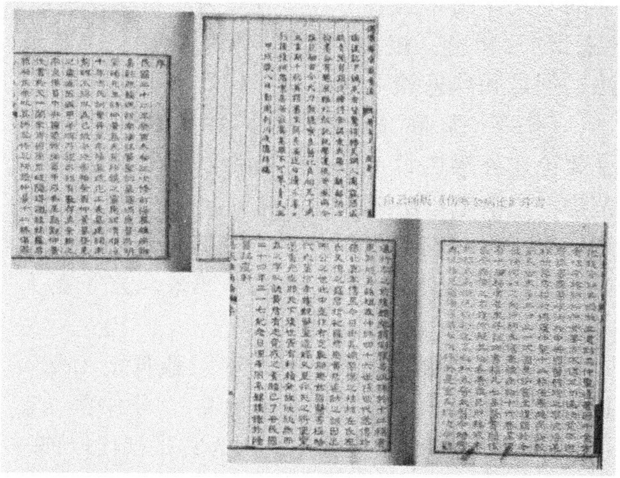
现藏于南阳医圣祠白云阁的《伤寒杂病论》序言

《黄帝内经》《神农本草经》《伤寒论》和《金匮要略》之所以被奉为中医经典著作，其根本原因在于这些著作的内容是中医药学“传统的具有权威性的著作”，可作为“法、训、遵守的准则”的典范书籍。

《黄帝内经》是我国现存医学文献中最早的完整系统的古典医籍，后人也将其分为《素问》《灵枢》两部书。该书较全面地论述了人体结构、生理功能、病因病机、常见病证、诊断方法、防治方法等方面的知识和技能。其中《素问》详细阐述藏象、经络、病因、病机、治则、治法、摄生、阴阳、五行和运气等中医基础理论，《灵枢》详论了经络、俞穴、营卫、气血、针灸原理及运用手法等基础知识和基本技能。

《神农本草经》是我国现存最早的一部中药学专著。该书记载了365种植物、动物、矿物药的性味、功效和主治病症。首创药物分类方法，以药物功效的强弱和对人体的不同作用将药物分为“上、中、下三品”，“总论”药物的药性和适应证，创立“七情”（单行、相须、相使、相恶、相畏、相杀、相反）配伍原则及有毒药物应用方法、剂量和禁忌等用药法则。

《伤寒论》和《金匮要略》是我国现存最早、最完整的临床医学专著。《伤寒论》主要论述外感热病（包括传染病）的发病规律、临床表现，以“六经辨证”的方法示范辨证论治基本法则，收集并创制了一大批行之有效的经方。《金匮要略》主要论述杂病，概括出“三因”引起人体脏腑、经络、组织器官及气血津液各种病变，并分门别类地进行辨证论治，更广泛地“博采众方”示人以规范，后世中医治疗学皆是由此继承和发展而来。

中医经典的确立，不但为中医教育定了基调，而且也成为中医人才成长的指南，正如著名中医学家任应秋先生所说：“学中医，首先要读好《灵枢》《素问》《伤寒论》《金匮要略》几部经典著作，因为它是汉代以前许多医家的总结，许多文献的结晶，是中医学理论的基础。应‘精读’，把它读得‘烂熟’，才能算打下了比较坚实的理论基础。”姜春华教授也说：“《伤寒论》《黄帝内经》《神农本草经》《金匮要略》，似‘四子书’，必须扎实学好。”

到21世纪，我国许多中医院校则把中医四大经典认定为《黄帝内经》《伤寒论》《金匮要略》和《温病学》，前三者未变，只是将《神农本草经》改为《温病学》。《温病学》以吴鞠通的《温病条辨》和叶天士的《外感温热篇》为主要内容，主要论述外感温热病（含各类传染病的）的发病原因、变化规律及辨证论治，特别是创制了一批行之有效的方药，颇具临床指导价值。这也是随着时代的变化，根据中医临床实际对中医经典的再认识。但不管如何变化，张仲景著作仍占其二，已经充分证明张仲景著作在中医学中的崇高地位。

第六节　仲景文法

所谓仲景文法，是指张仲景所著《伤寒杂病论》的文字理法，后人也有称“仲景笔法”。仲景文法受南阳当地文化的影响较大，在南阳，浪漫飘逸的楚文化、博大沉雄的汉文化与凝重厚实的中原文化交汇融合，衍生出一种浪漫与现实并存、飘逸与凝重兼容、大气与灵动共生的“宛文化”。张仲景《伤寒杂病论》的文法总的来说是以古代“白描”为主，但其中有楚汉的雄辩浪漫文风及传统文化的“语法”规范，甚至还夹杂有方言俚语，这也是我们研读张仲景著作不可回避的问题。

一、论辨文法

论辨的行文方法最有力者多用问答的形式，以激发、活跃人的思维。朱丹溪在《格致余论》中说：“假说回答，仲景之书也”。其实《黄帝内经》也多以黄帝问、岐伯等臣子答的形式阐发医理，而张仲景之书则是以自问自答的形式以体现辨证论治思想。《伤寒杂病论》书名为“论”，伤寒部分的篇名皆冠以“辨”某某脉证并治，可见《伤寒杂病论》主要是通过“论辨”的形式以阐发其理、法、方、药的。张仲景的论辨绝非抽象的“徒托空言”，而是通过脉、证、理、法诸方面体现出来。全书基本上以此种形式为主，以下仅举几例。

1.《辨脉法》“问曰：脉有阴阳何谓也。答曰：凡脉大、浮、数、动、滑此名阳脉也，脉沉、濡、弱、弦、微此名阴脉也；凡阴病见阳脉者生，阳病见阴脉者死。”此论辨阴脉、阳脉及依脉判断预后。

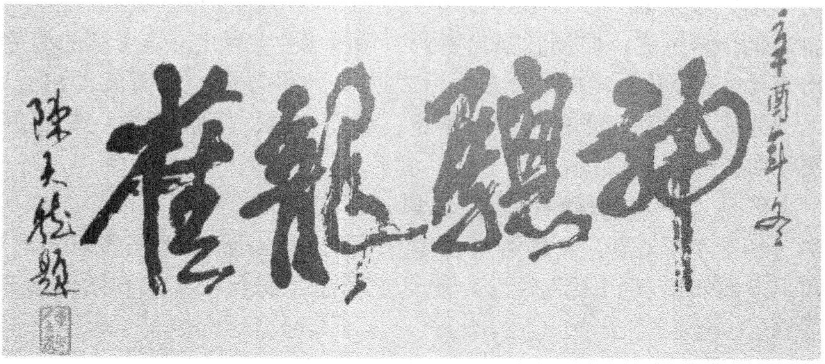

著名书法家陈天然题词

“问曰：病有战而汗出，因得解者何也？答曰：脉浮而紧，按之及芤，此为本虚，故发战而汗出也。其人本虚，是以发战，以脉浮，故当汗出而解也，若脉浮而数，按之不芤，此人本不虚，若欲自解，但汗出耳，不发战也。”

“问曰：病有不战，不汗出而解者，何也？答曰：其脉自微，此以曾经发汗、若吐、若下、若亡血，以内无津液，此阴阳自和，必自愈，故不战汗出而解也。”此论辨战汗的诸种情况。

2.《金匮要略·脏腑经络先后病脉证第一》“问曰：上工治未病，何也？师曰：夫治未病者，见肝之病，知肝传脾，当先实脾。四季脾旺不受邪，即勿补之。中工不晓相传，见肝之病，不解实脾，唯治肝也。”此以肝病实脾为例论辨治未病之理。

“夫人禀五常，因风气而生长，风气虽能生万物，亦能害万物，如水能浮舟，亦能覆舟。若五脏元真通畅，人即安和，客气邪风，中人多死。千般灾难，不越三条：一者，经络受邪，入脏腑，为内所因也；二者，四肢九窍，血脉相传，壅塞不通，为外皮肤所中也；三者，房室、金刃、虫兽所伤，以此详之，病由都尽。”此论辨导致人体发病的三方面原因，也即著名的“三因学说”。

3.《伤寒论》太阳篇　“伤寒一日，太阳受之，脉若静者为不传，颇欲吐，若躁烦，脉数急者，为传也。”“伤寒二三日，阳明少阳证不见者，为不传也。”此论辨感邪后的传经问题。

“病有发热恶寒者，发于阳也；无热恶寒者，发于阴也。”此论辨病发于阴，病发于阳的表现情况。

4.《伤寒论》阳明篇　“阳明病，本自汗出，医更重发汗，病已差，尚微烦不了了者，此必大便硬故也。以亡津液，胃中干燥，故令大便硬。当问其小便日几行，若本小便日三四行，今日再行，故知大便不久出。今为小便数少，以津液当还入胃中，故知不久必大便也。”“阳明病，潮热，大便微硬者，可与大承气汤。不硬者，不可与之，若不大便六七日，恐有燥屎，欲知之法，少与小承气汤，汤入腹中，转矢气者，此有燥屎也，乃可攻之。若不转矢气者，但初头硬，后必溏，不可攻之，攻之，必胀满，不能食也。欲饮水者，与水则哕，其后发热者，必大便复硬而少也，以小承气汤和之。不转矢气者，慎不可攻也。”此详细论辨大便硬的诸多问题。

5.《伤寒论》少阴篇　“少阴病，下利，脉微者，与白通汤。厥逆无脉，干呕烦者，白通加猪胆汁汤主之。服汤脉暴出者死，微续者生。”此论辨无脉的治疗情况。

6.《伤寒论》厥阴篇　“伤寒先厥后发热，下利必自止，而反汗出，咽中痛者，其喉为痹。发热无汗而利，必自止。若不止，必便脓血，便脓血者，其喉不痹。”此论辨喉痹与便脓血。

上述引文确有一种大气磅礴的雄辩之风，言之有力，不容置疑。如果从论辨分析的角度去读《伤寒杂病论》、去理解《伤寒杂病论》、去研究《伤寒杂病论》，不但可以在医学知识方面领悟《伤寒杂病论》的真正思想，而且在文学方面也会产生一种耳目一新的感觉。

二、韵文文法

《伤寒杂病论》不但注重论辨，而且以优美的散文夹杂韵文来阐发医学道理，文采飞扬，医理昭彰。其表现形式多沿用秦汉时期常用的四字句体，散韵相间，不时切换，错落有致，极其古朴典雅。

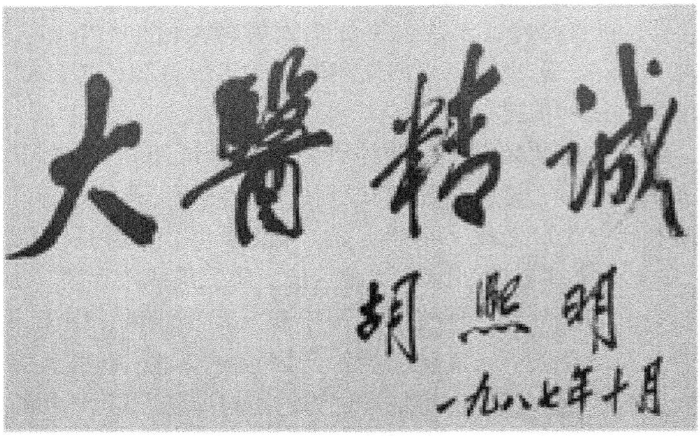

胡熙明题词

如《辨脉法》中“清邪中上，浊邪中下，阴气为栗，是胫逆冷，便溺妄出，表气微虚，里气微急，三焦相溷，内外不通，上焦怫郁，脏气相熏，口烂食断也。中焦不治，胃气上冲，脾气不转，胃中为浊，荣卫不通，血凝不流，若卫气前通者，小便赤黄，与热相搏，因热作使，游于经络，出入脏腑，热气所过，则为痈脓。若阴气前通者，阳气厥微，阴无所使，客气内入，嚏而出入，声嗢里咽塞，寒厥相追，为热所拥，血凝自下，状如豚肝，阴阳俱厥，脾气孤弱，五液注下，下焦不阖，清便下重，令便数难，齐筑湫痛，命将难全。”本段散韵互转。

《平脉法》中：“问曰：‘脉有三部，阴阳相乘，荣卫气血，在人体躬，呼吸出入，上下于中，因息游希，津液流通，随时动作，效象形容，春弦秋浮，冬沉夏洪，察色观脉，大小不同，一时之间，变化经常，尺寸参差，或短或长，上下乖错，或存或亡，病辄改易，进退低昂，心速意惑，动失纪纲，愿为具陈，令得分明。’师曰：‘子之所问，道之根源，脉有三部，尺寸及关，荣卫流行，不失衡铨。肾沉心洪，肺浮肝弦，比自经常，不失铢分，出入升降，漏刻周旋，水下百刻，一周循环，当复寸口，虚实见焉，变化相乘，阴阳相干。风则浮虚，寒则牢坚，沉潜水滀，支饮急弦，动则为痛，数则热烦，设有不应，知变所缘。三部不同，病各异端，大过可怪，不及亦然，邪不空见，终必有奸，审察表里，三焦别焉，知其所舍，消息诊看，料度腑脏，独见若神，为子条记，传与贤人。'"本段全为韵文。

《金匮要略·脏腑经络先后病脉证第一》："清邪居上，浊邪居下，大邪中表，小邪中里，䅽饪之邪，从口入者，宿食也。五邪中人，各有法度，风中于前，寒中于暮，湿伤于下，雾伤于上。风令脉浮，寒令脉急，雾伤皮腠，湿流关节，食伤脾胃，极寒伤经，极热伤络。"

《中风历节病脉证并治第五》："夫风之为病，当半身不遂，或但臂不遂者，此为痹。脉微而数，中风使然。寸口脉浮而紧，紧则为寒，浮则为虚；寒虚相搏，邪在皮肤；浮者血虚，络脉空虚；贼邪不泻，或左或右；邪气反缓，正气即急，正气引邪，㖞僻不遂。邪在于络，肌肤不仁；邪在于经，即重不胜；邪入于腑，即不识人；邪入于脏，舌即难言，口吐涎。"《妇人杂病脉证并治第二十二》："三十六病，千变万端；审脉阴阳，虚实紧弦；行其针药，治危得安。其虽同病，脉各异源。子当辨证，勿谓不然。"

这种韵文形式的描述，在《伤寒杂病论》中有许多，读起来朗朗上口，使人在获得医学知识的同时，又得到艺术享受。

三、倒装文法

倒装文法也称"倒装法""倒笔法"或"倒序法"，前人谓"兜转法"，是在《伤寒杂病论》中应用比较普遍的一种文法。张仲景所用倒装文法有一个不同于一般倒装现象的显著的特点：就是往往将主治方剂置于条文之末。张仲景之所以多用此法，乃因张仲景之书被称为"方书之祖"，为了使随证所用之方醒目易见，故将主治方剂置于条文之末，从而构成灵动活泼的一种特殊的倒装文法。根据主治方剂前所倒叙之内容不同，大体上可分为五种情况。

1. 主治方剂与服药效果倒装　《伤寒论》第41条："伤寒，心下有水气，咳而微喘，发热不渴。服汤已，渴者，此寒去欲解也。小青龙汤主之。"本条"小青龙汤主之"应接在"发热不渴"之后。所谓"服汤已，渴者，此寒去欲解也"，是说所服之汤为小青龙汤，服此汤后口由不渴转为渴是寒去病向痊愈发展的机制。

2. 主治方与比较症状倒装　《伤寒论》第215条："阳明病，谵语有潮热，反不能食者，胃中必有燥屡五六枚。若能食者，但硬耳。宜大承气汤下之。"此条的"宜大承气汤下之"句应接在"胃中必有燥屡五六枚"之后。"若能食者，但硬耳"是与"反不能食者，胃中必有燥屎五六枚"作比较，即以能食与不能食作为辨阳明腑实程度的依据。能食者腑实较轻，宜小承气汤，不能食者腑实较重，则宜大承气汤。正如清代伤寒学家张璐玉所说："此以能食不能食，辨燥结之微甚也。"《金匮要略·水气病脉证并治》篇中曰："里水者，一身面目黄肿，其脉沉，小便不利，故令病水。假如小便自利，此亡津液，故令渴也，越婢加术汤主之。"此处之"越婢加术汤"句应接在"故令病水"之下。如小便自利而渴，为伤津之症，则不宜此方，强调小便利与不利是此方的关键。

3. 主治方与治疗禁忌倒装 《伤寒论》第27条：“太阳病，发热恶寒，热多寒少。脉微弱者，此无阳也，不可发汗。宜桂枝二越婢一汤。”“宜桂枝二越婢一汤”应接在“热多寒少”之后。“脉微弱者，此无阳也，不可发汗”为治疗禁忌，是说太阳病出现发热恶寒，如果脉微弱，是阳气大虚之故，即使是像桂枝二越婢一汤这样的发汗轻剂也不可用。《伤寒论》第126条：“伤寒有热，少腹满，应小便不利，今反利也，为有血也，当下之。不可余药，宜抵当丸。”“宜抵当丸”应接在“当下之”之后。“不可余药”之句，后世有许多解释，但属禁忌无疑。当代伤寒大家，南京中医药大学陈亦人教授说：“有些注家解释‘不可余药’为‘煮而连滓服之’，纯出于附会，实未免蛇足。因此，应以不可用其他药解释为是。”若小便不利为热结膀胱，今反利者为血蓄膀胱，“不可余药”为不可用清利之剂，也不可用峻破之药，只宜用抵当丸化瘀以小下之。

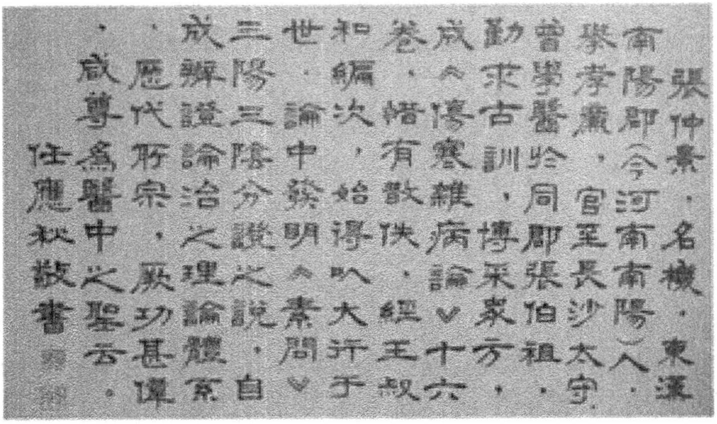

著名中医学家任应秋题词

4. 主治方与误治变证倒装 《伤寒论》第67条：“伤寒若吐若下后，心下逆满，气上冲胸，起则头眩、脉沉紧。发汗则动经，身为振振摇者，茯苓桂枝白术甘草汤主之。”“发汗则动经，身为振振摇者”为苓桂术甘汤证误用发汗后，可能导致阳气衰微的一种变证，日本汉方学家丹波元间说：“此条止脉沉紧，即此方所主，是若吐若下，胃虚饮动致之，倘更发汗，伤其表阳，则变为动经，而身振振摇，是与身瞤动振振欲擗地相同，即真武汤所主也。盖此当为两截看，稍与倒装法类似。”因此“茯苓桂枝白术甘草汤主之”应接在“脉沉紧”之后。如此倒装不但讲明苓桂术甘汤之主治，更在强调要注意误治辨证。

5. 主治方与预后倒装 《伤寒论》第46条：“太阳病，脉浮紧，无汗发热身疼痛，八九日不解，表证仍在，此当发其汗。服药已微除，其人发烦，目瞑，剧者必衄，衄乃解。所以然者，阳气重故也，麻黄汤主之。”“麻黄汤主之”应接在“当发其汗”之后，“服药已微除，其人发烦、目瞑”是服药后的药效反应；“剧者必衄，衄乃解”即是疾病的预后转归，又是设变之辞，以强化辨证色彩；“所以然者，阳气重故也”，则属于自注之文，意在说明“衄乃解”的机制。

四、繁简文法

《伤寒杂病论》虽为万病立法，但其具体描述则不外伤寒与杂病两类。若太繁，将临床所有表现罗列无遗，则大论便无文采；若太简则恐后人不解而贻误留患。而张仲景则恰到好处地进行处理，该繁者不厌其烦，该简者省而不谈。繁则详述，用“繁笔法”，着墨较多，但无“画蛇添足”之嫌；简则用“简笔法”或“省文法”，锤炼精悍，绝无“挂一漏万”之实。朴实与浪漫的文风巧妙地结合运用，不在乎形式，而突出辨证论治的精神。张仲景的繁简文法主要表现在繁简互证和省文两个方面。

1. 繁简互证　《伤寒杂病论》全书各篇章几乎皆用繁简互证之法，繁处尽其所详，而简处仅是点睛。这样既从繁处全面介绍内容，又从简处突出重点，引导读者于繁简对比互证中加深理解、加深记忆，引人思考而有所得。例如，《伤寒论》第12条：“太阳中风，阳浮而阴弱，阳浮者，热自发，阴弱者，汗自出，啬啬恶寒，淅淅恶风，翕翕发热，鼻鸣干呕者，桂枝汤主之。”此条为繁文。而“太阳病，头痛，发热，汗出，恶风者，桂枝汤主之。”此条为简文。有时干脆只用“桂枝证”三字概括，则更为简略。

张仲景不但针对一证一方常应用繁简互证之法，对相近的若干问题，有时也用繁简互证方法进行处理。如桂枝二越婢一汤、桂枝二麻黄一汤、桂枝麻黄各半汤是三个不同的方证，但这三者又都有“如疟状”的发热、恶寒表证，所以也用繁简互证文法进行描述。

《伤寒论》第23条：“太阳病得之八九日，如疟状，发热恶寒，热多寒少，其人不呕，清便欲自可，一日二三度发，脉微缓者，为欲愈也。脉微而恶寒者，此阴阳俱虚，不可更发汗，更下，更吐也。面色反有热色者，未欲解也，以其不能得小汗出，身必痒，宜桂枝麻黄各半汤。”此条为繁文，详论桂麻各半汤的临床表现及各种病机变化。“服桂枝汤，大汗出，脉洪大者，与桂枝汤，如前法。若形似疟，一日再发者，汗出必解，宜桂枝二麻黄一汤。”此处之“形似疟，一日再发，汗出必解”，说明其表现与桂枝麻黄各半汤是基本相同的，不同点是曾服过桂枝汤，出过汗，因而其证候和病理与桂枝麻黄各半汤小有不同，所以用桂枝二麻黄一汤。此条关于“形似疟”等基本表现，用的是简文，当与前一条互参方可。“太阳病，发热恶寒，热多寒少，脉微弱者，此无阳也，不可更发汗，宜桂枝二越婢一汤。”此条与前两条类同，其基本证候只用“发热恶寒，热多寒少”概括之，也是简文。上一条用“形似疟，一日再发”概括，本条用“发热恶寒、热多寒少”概括，同样是使用相互参证的方法。把这三条结合起来互参，就可清楚地反映这些证候表现基本上是一致的。这样“布局”既避免了文字上的繁冗，成为繁简错落有致的“文章”，又能引起读者的思考使其有所得，加深对其印象与理解。

《金匮要略·腹满寒疝宿食病》：“按之心下满痛者，此为实也，当下之，宜大柴胡汤”，此为简文，因大柴胡汤为伤寒少阳阳明同病之方，应有郁郁微烦、往来寒热，胸胁苦满、脉弦等证，而不仅仅只“按之心满痛”一证。《伤寒论》第103条：“太阳病，过径十余日，反二三下之，后四五日，柴胡证仍在者，先与小柴胡。呕不止，心下急，郁郁微烦者，为未解也，与大柴胡汤下之则愈。”两条互参方为全面。

2. 省文　《伤寒杂病论》中的条文，大多短小精悍，往往突出重点而省略一般，在许多情况下将其意隐含于极简练的文字之中，甚至文字之外，这就是所谓的省文法。在张仲景所用省文法的条文中，常见三种情况。

（1）证因方略：有关证治的条文，叙证比较简略，有的甚至只提到一个症状，便出方药，这种省文法即是证因方略。《伤寒论》第73条：“伤寒，汗出而渴者，五苓散主之；不渴者，茯苓甘草汤主之”。本条省略主要目的在于突出五苓散证与茯苓甘草汤证的一个鉴别要点渴与不渴，而省略两证的主要表现。五苓散证应该有脉浮、小便不利、微热等证，而不仅只有“汗出而渴”；茯苓甘汤证应有“厥而心下悸”也不仅只有“不渴”。《金匮要略·痉湿暍病》篇：“湿家身烦疼，可与麻黄加术汤发其汗为宜”。《肺痿肺痈咳嗽上气病》篇：“咳而脉浮者，厚朴麻黄汤主之。”“脉沉者，泽漆汤主之。”《胸痹心痛短气病》篇：“胸痹缓急者，薏苡附子散主之。”《黄疸病》篇：“黄疸病，茵陈五苓散主之。”《惊悸吐衄下血胸满瘀血病》篇：“吐血不止者，柏叶汤主之。”等皆属此类。此类条文，叙证虽略，但依据所出方药，完全可以推断临床应具之证。如“湿家身烦疼”用麻黄加术汤：麻黄汤发汗解表，加白术以祛湿，由此可知此条所讲为风湿表实证，除身烦疼外，必见恶寒发热、无汗、脉紧等证，否则不可能用麻黄加术汤。其他证因方略的条文皆是如此。

（2）证因病略：有关病证的条文，因有其病故其证简略，概因病之表现或已知或前述故简略之。如《伤寒论》第40条：“伤寒表不解，心下有水气，干呕，发热而咳，或渴，或利，或噎，或小便不利，少腹满，或喘者，小青龙汤主之。”本条以病之概念代替证候特点，其“伤寒表不解”，即代表恶寒、发热、无汗、脉浮紧等太阳伤寒证的必具表现。因外有表寒，里有寒饮，属太阳伤寒兼寒饮之证，故以小青龙汤治之。且其重点在于“心下有水气”，而“表不解”无关紧要，据临床验证，凡心下有水气，有表证者可用，无表证者也可用，因用小青龙汤旨在温化寒饮，故张仲景在《金匮要略》中有“咳逆倚息不得卧，小青龙汤主之。”“妇人吐涎沫，医反下之，心下即痞。当先治其吐涎沫，小青龙汤主之。”皆未言“表不解”，可见通过省略而突出主要矛盾“心下有水气”，从而示人抓主证。

（3）证因脉略：以脉象言病理也是张仲景著作的特点之一，因此在表现形式上就有以脉代证的情况，即“证因脉略”。①以脉分表里：《金匮·脏腑经络先后》篇：“师曰：病人脉浮者在前，其病在表；浮者在后，其病在里。”指出浮而有力之脉出现在寸部，主外感表证，浮而无力之脉出现在尺部，主内伤里证，其证从略。②以脉别寒热：《金匮·疟病》篇：“师曰：疟脉自弦，弦数者多热，弦迟者多寒。”盖疟为邪在少阳，故弦脉为疟病本脉，从脉之弦数与弦迟来辨别证之偏热偏寒。③以脉辨虚实：《金匮·脏腑经络先后》篇：“寸口脉沉大而浮滑，沉则为实，滑则为气，实气相博……此为卒厥。”《中风历节病》篇：“寸口脉沉而弱，沉即主骨，弱即主筋，沉即为肾，弱即为肝。”前条脉沉大为血实，脉滑是气实，气血相并，因而发猝然昏倒之证；后条脉沉为肾气虚，脉弱为肝血亏，肝肾俱虚，筋骨失养，为历节病之根本，其关节肿疼等证从略。

《伤寒论》第72条：“发汗止，脉浮数，烦渴者，五苓散主之。”本条是补述蓄水证的条文，故而有省文。原文提出使用发汗法以后，患者脉象浮数，说明两个问题：一是太阳表证仍未解，二是反证其原来患太阳表证。但是太阳表证的症状均未明言，只是以脉浮数而概述之，故属证因脉略。另外，本条也同时有证因方略的省文形式，因为既用五苓散，当有小便不利之证，此处未言，亦属省文，故《医宗金鉴》曰："脉浮数之下当有'小便不利'四字，若无此四字，则为阳明内热口燥之烦渴，白虎汤证也……况无小便不利而用五苓散，则犯重竭津液之禁矣。"可证未言小便不利而并非小便不利，乃因用五苓散而省之也。又如《伤寒论》第 51 条，"脉浮者，病在表，可发汗，宜麻黄汤。"《伤寒论》第 52 条："脉浮而数者，可发汗，宜麻黄汤。"《伤寒论》第 276 条："太阴病，脉浮者，可发汗，宜桂枝汤。"以上皆属于举脉而省证之例。

五、插笔文法

所谓插笔，就是在直叙之中插入一个句子进行叙述的方法，其目的在于进一步深化主题，对所叙脉证进行比较、鉴别，以说明有关问题。如《伤寒论》第 125 条："太阳病身黄，脉沉结，少腹硬。小便不利者，为无血也。小便自利，其人如狂者，血证谛也，抵当汤主之。"此条中"小便不利者，为无血也"为插入之句，以深化、比较"小便自利，其人如狂者，血证谛也"。因身黄可由湿热蕴蒸引起，也可由瘀血阻滞引起，故用插笔文法，以小便利与不利进行鉴别辨证。若因湿热郁蒸所致身发黄，则水湿不得下泄，故小便不利；而蓄血所致发黄，邪在血分而不在气分，一般无碍水湿之代谢，故小便自利。加之血分病多有神志改变之证，故据"小便自利，其人如狂"，即确诊为蓄血发黄，故曰"血证谛也"，而用下瘀血之"抵当汤主之"。

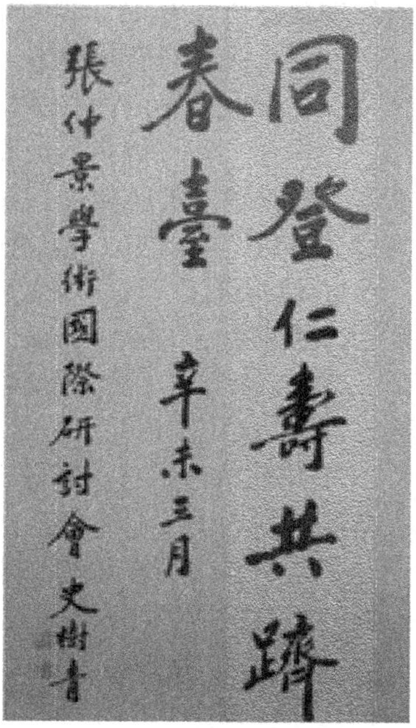

著名学者史树青题词

《伤寒论》第 215 条："阳明病，谵语，有潮热，反不能食者，胃中必有燥屎五六枚也。若能食但硬耳，宜大承气汤下之。"此条本是论述大承气汤证治的，但却在其中插入"若能食但硬耳"一句，目的是让读者明白，阳明腑实证有轻重程度之差别，"不能食"与"能食"就是一个辨证要点。有谵语、潮热、不能食，为阳明热盛，腑气不通，燥屎结于肠中之故，宜用大承气汤攻下实热；若谵语、潮热、能食，则知大便虽硬但尚未达燥坚的程度，只需用小承气汤轻下即可，此皆辨别举隅之义。

《金匮要略·腹满寒疝宿食病脉证治第十》："病者腹满，按之不痛为虚，痛者为实，可下之。舌黄未下者，下之黄自去。"此条是讲实热性腹满的辨证与治疗，其中"按之不痛为虚"一句为插笔，说明腹满若按之痛者为实，按之不痛者为虚，此为辨别虚实之要点。《水气病脉证并治第十四》："水之为病，其脉沉小，属少阴；浮者为风；无水虚胀者，为气。水，发其汗即已，脉沉者，宜麻黄附子汤；浮者，宜杏子汤。"此条是论述正水与风水的脉象和治法，其"无水虚胀者，为气"一句为插笔，目的在于说明胀和肿之不同。

六、自注文法

所谓自注文法，就是在正常直叙中插入句子，以解释或说明所讨论内容的一种方法。这种方法在古书中较为常见，《伤寒杂病论》亦有许多条文属于自注文法，其大体上有以下几种情况。

1. 病机自注 《伤寒论》第158条："伤寒中风，医反下之，其人下利日数十行，谷不化，腹中雷鸣，干呕，心烦不得安。医见心下痞，谓病不尽，复下之，其痞益甚。此非热结，但以胃中虚，客气上逆，故使硬也。甘草泻心汤主之。"本条中的"此非热结，但以胃中虚，客气上逆，故使硬也"是自注句，说明甘草泻心汤所治之心下痞证，并非是由于实热内结，而是由于治疗失当导致脾胃之气不足，邪气内陷，气机壅滞，胃虚气逆所致。《伤寒论》第96条："伤寒五六日，中风，往来寒热，胸胁苦满，嘿嘿不欲饮食，心烦喜呕，或胸中烦而不呕，或渴，或腹中痛，或胁下痞硬，或心下悸，小便不利，或不渴身有微热，或咳者，小柴胡汤主之。"此条论述了小柴胡汤证的四大主症和七个或见症，对于四大主症紧接着有一个条文进行自注以阐明其病机："血弱气尽，腠理开，邪气因入，与正气相搏，结于胁下。正邪纷争，往来寒热，休作有时，嘿嘿不欲饮食。脏腑相连，其痛必下，邪高痛下，故使呕也，小柴胡汤主之。服柴胡汤已，渴者，属阳明，以法治之。"

2. 释病自注 《金匮要略·妇人产后病脉证第二十一》："问曰：新产妇人有三病，一者病痉，二者病郁冒，三者大便难；何谓也？师曰：新产血虚，多汗出，喜中风，故令病痉；亡血复汗，寒多，故令郁冒；亡津液，胃燥，故大便难。"此条自注妇人产后三病之机制。

3. 用药自注 《伤寒论》第117条："烧针令其汗，针处被寒，核起而赤者，必发奔豚。气从少腹上冲心者，灸其核上各一壮，与桂枝加桂汤，更加桂二两也。"此条所论为灸药并用治奔豚气，其中桂枝加桂汤已表述清楚，但是用"更加桂二两也"进行自注，以说清楚在桂枝汤中桂枝原量（三两）的基础上再加二两。《伤寒论》第62条："发汗后，身疼痛，脉沉迟，桂枝加芍药生姜各一两人参三两新加汤主之。"本条中的"各一两""三两"亦属自注性质。桂枝汤禁忌条文："若酒客病，不可与桂枝汤，得汤则呕，以酒客不喜甘故也"亦属自注。

还有一种自注情况是针对用药后的注意事项，如《伤寒论》第214条："阳明病，谵语，发潮热，脉滑而疾者，小承气汤主之。因与承气汤一升，腹中转气者，更服一升；若不转气者，勿更与之。明日又不大便，脉反微涩者，里虚也，为难治，不可更与承气汤也。"本条是论述阳明腑实轻证的治法及禁例，"因与承气汤一升"以下的一段文字是自注文字，说明服攻下剂应遵守小量试服的原则，并密切注意患者服汤后反映的情况，再决定是否继用原方；又强调若服药后患者的脉象由滑疾变为微涩，说明里气已虚，即使实邪仍在，也不可再用承气汤攻下。

七、数词虚用法

在古籍中常可见到许多数词，人们在研读时往往明于实数而昧于虚数，即以某个数词表示不确定的大约之数，或带点儿夸张的众多之数，或有对比之意的比较之数。

《伤寒杂病论》中就有许多数字属数词虚用。对古籍虚数研究当首推清代学者汪中，他在《述学·内篇·释三九上》对此有较为详细的阐述：“一奇二偶，一二不可以为数，二乘一则为三，故三者数之成也。积而至十则复归于一，十不可以为数，故九者数之终也。于是先王之制礼也，凡一二所不能尽者，则以三为之节，三加、三推之属是也；三之所不能尽者，则以九为之节，九章、九命之属是也，此制度之实数也。因而生人之措辞，凡一二所不能尽者，则约之三以见其多，三之所不能尽者，则约之九以见其极多，此言语之虚数也。实数可稽也，虚数不可执也。何以知其然也，《易》：近利市三倍。《诗》：如贾三倍。《论语》：焉往而不三黜。《春秋传》三折肱为良医。（《楚辞》作：九折肱）此不必限以三也。《论语·季文子》：三思而后行。雌雉三嗅而作。《孟子·陈仲子》：食李三咽。此不可知其为三也。《论语·子文》：三仕三已。《史记·管仲》：三仕三见逐于君。三战三走。田忌：三战三胜。范蠡：三致千金。此不必其果为三也，故知三者虚数也。《楚辞》：虽九死其犹未悔。此不能有九也。《诗》：九十其仪。《史记》：若九牛之亡一毛。又肠一日而九迴。此不必限以九也。《孙子》：善守者，藏于九地之下，善攻者，动于九天之上。此不可以言九也。故知九者虚数也。推之十、百、千、万固亦如此，故学古者通其语言则不胶其文字矣。”从上述可知，古籍中有许多数词为虚数，且有若干不同的表达形式，就《伤寒论》而言，大体有三种情况。

1. 约数　凡虚数皆有“约略”之性质，即汪氏所谓之“约略”之性质，也就是汪氏所谓之“约之三”“约之九”之意。它以一个具体的数字再附带上它的“浮动”值，提出一个带有范围性质的数字，有时候把浮动范围同时用数字表达出来，如《伤寒论》：“中风发热，六七日不解而烦，有表里证，渴欲饮水，水入则吐，名曰水逆，五苓散主之。”“太阳病得之八九日，如疟状……”“妇人中风，七八日，续得寒热，发作有时……”“少阳病二三日至四五日，腹痛，小便不利，四肢沉重疼痛，自下利者，此为有水气。”这类例子非常多。在张仲景著作中还有一个情况，就是所列数字虽然固定，但所致事物本身具有虚数性质，如用附子、杏仁、大枣等以枚计，石膏“如鸡子大”，厚朴用尺等，因为所指之自然生产之物本身的质量就是一个虚数，所以其数字亦是虚数。

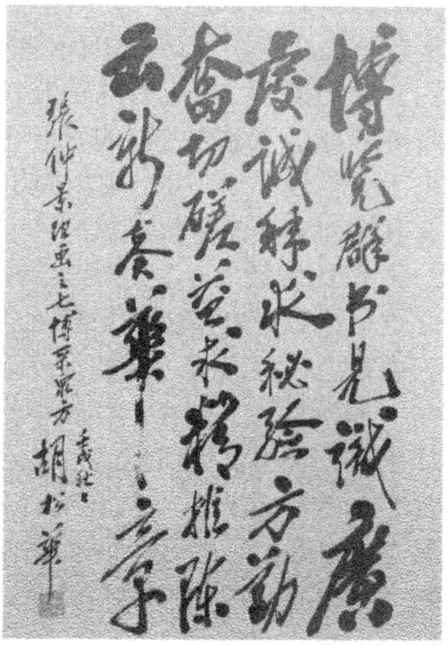
著名歌唱家胡松华题词

关于传经之说，从《黄帝内经》始，言日传一经，看似实数，而在《伤寒论》所表示的仍是虚数，如“伤寒一日太阳受之。脉若静者，为不传。颇欲吐，若躁烦，脉数急者为传也。”“伤寒二三日，阳明、少阳证不见者，为不传也。”“伤寒三日，三阳为尽，三阴当受邪，其人反能食而不呕，此为三阴不受邪也。”此均为用临床的具体表现把传经的日数讲活了，这就解决了泥数字传经的问题。

2. 多数　正如汪氏所言：“凡一二之所不能尽者，则约之三以见其多，三之所不能尽者，则约之九以见其极多。”刘师培在《古书疑义举例补》中又展开论曰：“古人于浩繁之数，有不能确指其目者，则所举之数，或曰三十六，或曰七十二，如三十六天，三十六宫是也。三十六天之例与九天同；三十六宫之例与千门万户同，不必泥定数以求也。又《史记·封禅书》载管子对桓公语谓：古之封禅者七十有二家，夷吾所记者十有二。夫其详既不可得闻，则七十二家之数，亦系以虚拟词，表其众多。《庄子》载孔子语谓：以六艺干七十二君。夫孔子所经之国，不过十余，则七十二君，亦系拟之词，表其众多。”世人所言“三十六计”，孙悟空“七十二变”等皆是此意。

《伤寒论》中亦多有以数示多之意，如第98条：“得病六七日，脉迟浮弱，恶风寒，手足温，医二三下之，不能食而胁下满痛，面目及身黄，颈项强，小便难者，与柴胡汤，后必下重。”条文中“得病六七日”乃约略之数，“医二三下之”乃言其多，屡用下法之意。太阳篇中茯苓桂枝甘草大枣汤方后作甘澜水之法：“取水二斗，置大盆内，以杓杨之，水上有珠子五六千颗相逐取用之。”后世制方之九蒸九晒、言人之千锤百炼等都是用虚数的形式以形容其为多数。《金匮要略》中之“妇人三十六病”“妇人七十二种风”“阳病十八”“阴病十八”“五脏病各有十八，合为九十病”等，亦都是言其多而不必泥定数以求的。

3. 比较数 在《伤寒杂病论》中往往通过数字的比较以反映事物之内容，如病势之进退，数量之多少、预后之吉凶等。为了对比说明，而不斤斤计较具体数字，此亦为虚数之一种形式。例如《伤寒论》中：“凡得时气病至五六日而渴欲饮水，饮不能多，不当与也，何者，以腹中热尚少，不能消之，便更与作病也。至七八日大渴，欲饮水者，犹当依证而与之，与之常令不足，勿极意也。言能饮一斗，与五升。”“五六日”与“七八日”比较其病日进而已。再如：“阳明病本自汗出，医更重发汗……当问其小便日几行，若本小便日三四行，今日再行，故知大便不久出。”“小便日三四行”与“今日再行”，比较而言，其小便次数减少，津液得润大肠，“故知大便不久出”。

虚数与实数表义不同，用法各异，但二者不是绝对对立的，这是因为数值的准确性最终只能是相对准确而非绝对准确的缘故。因而从某种意义上说，虚数和实数是相对存在着的。虚数并非虚无，而是在一定范围内的一个约略数值，它有实数的根据，但在实际中又有些出入，因而才出现了虚数。它与实数相比，有一定的灵活性和辩证的内涵，在某些情况下，它不但不空泛，反而比实数更实际；不但不粗无，反而比实数更具体、更有意。因而在张仲景的《伤寒杂病论》及后世诸多医籍中较多出现。

八、比喻文法

比喻是修辞学上的一种辞格。这种文法在中医学中使用较多，因为中医理论中有相当多的“取类比象”，目的是使抽象理论形象化，使所述事物生动活泼，难懂的内容简单明了。张仲景在其著作中也常用“喻笔”，较多用于喻证和喻脉，使人读起来有趣味，且清晰易记。

1. 脉象喻 《伤寒论·辨脉法》：“脉蔼蔼如车盖者，名曰阳结也；脉累累如循长杆者，名曰阴结也；脉瞥瞥如羹上肥者，阳气微也；脉萦萦如蜘蛛丝者，阳气衰也；脉绵绵如泻漆之绝者，亡其血也。”以“车盖”喻脉象浮数盛大有拥上之象；以“循长杆”喻阳结之沉迟而长有弦硬之脉象；以“羹上肥”（肥谓油脂）之漂浮无定喻正气衰微之浮脉；以“蜘蛛丝”之细喻阳气衰亡之脉微欲绝；以“泻漆之绝”的绵软空无喻大出血后的芤弱之脉。人们皆感叹诊脉常常是“心中了了，指下难明”，然而借助张仲景之唯妙唯肖的比喻，不但使似乎有形而心中易了，而且感觉指下能明。《金匮要略·痉湿暍病脉证并治》中有“其脉如蛇”一句，以蛇形喻脉象，把脉形屈曲起伏之状生动地反映出来。

2. 病证喻 《金匮要略·水气病脉证并治第十四》曰：“夫水病人，目下有卧蚕，面色鲜泽，脉伏，其人消渴。”一句“目下有卧蚕”就将水肿患者眼眶水肿情况活灵活现地展现出来。《金匮要略·妇人杂病脉证并治》曰：“妇人腹满如敦状”。“敦”是古代盛食之器，圆球形，以敦喻少腹满，对于知道敦为何物的古人来说，少腹隆起如圆球形状，也就自然呈现于眼前。

除此以外，诸如排比、联珠、借代、错综等文法在张仲景著作中皆有应用。《伤寒杂病论》运用了多种文法，在此也不过是撷其一二，一方面可让我们领略医圣的文采，另一方面通过了解并掌握这些文法特点，也会提高我们阅读理解张仲景著作的能力。

九、方言俚语

《伤寒杂病论》被医家奉为经典，许多学者称该书条文“字字珠玑”，一方面说明张仲景著作理论深奥、切合实用，另一方面说明张仲景行文严谨，文字精练。但有一点易被学者们所忽略，那就是书中缀有南阳地方语言和口语。许多注家遇到这些方言俚语时或望文生义，或避而不释，这既影响对张仲景学术思想的认识，也未能品出方言俚语的趣味和意思。

1. 强几几 《伤寒论》第 14 条云：“太阳病，项背强几几，反汗出恶风者，桂枝加葛根汤主之。”第 31 条曰：“太阳病，项背强几几，无汗，恶风，葛根汤主之。”在《金匮要略》中也有此类语言。中医教材沿袭历代注家解释：“几，音殊。几几，短羽之鸟，伸颈欲飞不能。项背强几几，形容项背拘急，俯仰不能自如之状，系项强之突出者。”实际上张仲景所言之“几”，音“jī”，“几几”，指隐微、不明显。“项背强几几”，是说项背轻微发强。到现在南阳人在遇到项背或其他部位稍微发强时仍说“强几几”，有点儿酸时说“酸几几”，有点儿痛时说“痛几几”，有点儿困时说“困几几”，甚至在日常生活中，动作慢一点儿说“磨几几”，说话文气一点儿说是“圣几几”等。

2. 不中与之 《伤寒论》第 16 条曰：“太阳病三日，已发汗，若下、若温针，仍不解者，此为坏病，桂枝不中与之也。”《伤寒论》第 149 条云：“伤寒五六日……但满而不痛者，此为痞，柴胡不中与之，宜半夏泻心汤。”中医教材解释“不中与”为不能再给患者服用。实际上，不中（音 zhōng）就是不行，“不中与之”是一个俚语，从语法上讲是一个倒装句，即“与之不中”。“桂枝与之不中也”“柴胡与之不中”，前者是说太阳坏病给患者服用桂枝汤不中（治不好），后者是讲心下痞证不在胸胁，是中焦气机痞塞，非少阳之半表半里证，也非有形邪结之结胸证，故给患者用柴胡汤不中，应该用半夏泻心汤。

3. 不了了 《伤寒论》第 252 条曰：“伤寒六七日，目中不了了，睛不和，无表里证，大便难，身微热者，此为实也。急下之，宜大承气汤。”中医教材解释“目中不了了”为视物不清。《伤寒论》第 203 条：“阳明病，本自汗出，医更重发汗，病已差，尚微烦不了了者，此必大便硬故也。”《伤寒论》第148条：“伤寒五六日……可与小柴胡汤，设不了了者，得屎而解。”对此两条中的“不了了”，历代注家及教材皆回避不释。实际上“了”，音“liǎo”，指结束、完毕。“不了了”，即没完没了，引申为缠绵、不舒服。第252条的“目中不了了”是指眼睛转动不灵活，一直不舒服。第203条的“微烦不了了”是指其他症状基本消失，但还有点儿烦躁。第148条指阳微结证，小柴胡汤治其外证，但里气未和而一直不适（里热未除），故使大便通畅而病可解。现在南阳人还常用此语，事情没干完就说“没了”，此事没完结时说“这事儿咱还不了”。

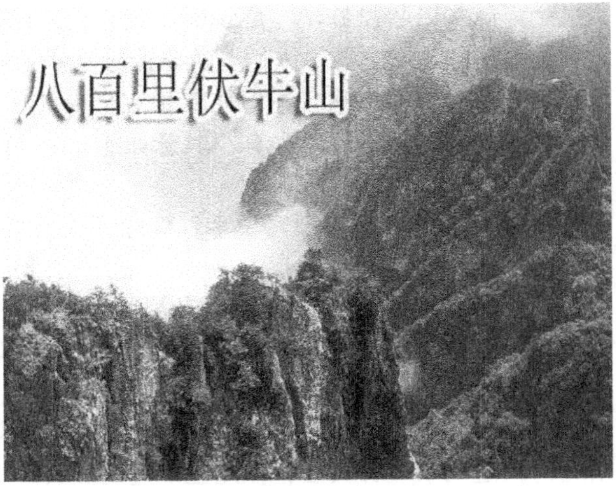

伏牛山宝天曼

4. 哕　《伤寒论》第226条：“若胃中虚冷，不能食者，饮水则哕。”《伤寒论》第380条：“伤寒大吐大下之，极虚，腹极汗者，其人外气怫郁，复与之水，以发其汗，因得哕。所以然者，胃中虚冷故也。”“哕”是一个临床症状，但此症是何表现，历代注家及教材均未论述。在《金匮要略》中所出现的“哕”均释为呃逆。其实“哕”，音“yuě”，指呕吐。这在南阳人的方言中使用最普通，将吐之有物者称“哕”，将欲吐而吐不出者称“干哕”。就《金匮要略》中“哕者，小半夏汤主之”“哕逆者，橘皮竹茹汤主之”来看，此两方我们现在在临床上仍是用来治疗呕吐之证的。

从上举例可见，张仲景是南阳人，南阳的地方文化（包括一些方言俚语）对他的影响是根深蒂固的。尽管他外出做过官，但乡音乡情、方言俚语不可能全部忘却，其著《伤寒杂病论》尽管以书面语言为主，且历经散乱，但其中仍有形象生动的南阳方言，弄清这些方言的含义，对正确理解张仲景的思想是有裨益的。

第七节　张仲景医学思想概述

张仲景学说历经1 800余年而不衰，确立了张仲景“万世医宗”的医圣地位和“恩泽百代”的学术成就，究其原因，是和他的仁爱情怀、高尚医德分不开的，与他发现的天人至理，辨证思想分不开的。当然也与他的继承创新，理、法、方药分不开的。舍此，则张仲景不可能写出传世巨著《伤寒杂病论》，也就不会有现在之中医面貌。

一、仁爱伦理

“仁爱”是中国传统文化非常重要的道德观念和人文精神。《论语·颜渊》：“樊迟问仁，子曰：爱人。”《墨子·经说》：“仁，仁爱也。”以“仁”为核心的儒家伦理道德观念，以“兼爱”为核心的墨家道德原则，加之佛家“大慈大悲”“普救众生”的教义均对中国医德思想的形成产生极其重要的影响。历史上医儒相通，“医乃仁术”与

“仁者爱人”虽说法不同，但内容一致，说明医家与儒家有着共同的伦理和人文观念。古代儒生与医生都有“惠民济世”的志向，所以才有“不为良相，愿为良医”之说。也有如朱丹溪“士苟精一艺，以推及物之仁，虽不仕于时，犹仕也”之论，认为以仁爱之心治理朝政，则天下太平，以仁爱之心救治患者，则可将仁爱之心传至天下百姓，可使家庭幸福，人伦有序，社会安定。所以治国与治病、济世与救人并无不同。如《灵枢·师传》：“上以治民，下以治身，使百姓无病，上下和亲，德泽下流，子孙无忧，传于后世，无所终时。”《千金要方》：“上医医国，中医医人，下医医病。”《本草纲目》：“夫医之为道，君子用之以卫生，而推之以济世，故称仁术。”因此，虽然在我国相当长的历史时期内，医生的社会地位并不高，但读书人强烈的社会责任感和自觉的仁爱与敬业精神，仍使得大批优秀的读书人投身到医学事业中来，为人们的生命健康和幸福生活做出了卓越的贡献。

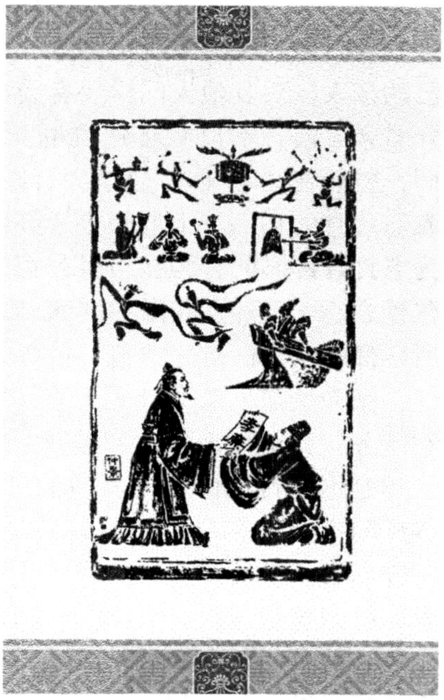

张仲景被举为孝廉图

“医乃仁术”，既是中国社会对传统医事活动的评价，也是医者自身的内心素养，也就是说医者首先要有一颗“仁爱”之心，历代有成就的医家皆有济世救人的慈悲之心。在中国医学史中有一个普遍的现象，那就是许多医家最初习医是因为自己的亲人有疾或个人本身有恙，或抱着“不为良相，便为良医”的儒者落寞心情而走上医学之路的，这实际上也反映出中国古代知识分子的家庭伦理和社会伦理观念。

张仲景所处的时代，正值东汉末年，天下纷争，兵荒马乱，再加上自然灾害频发，民不聊生，老百姓贫病交加，疫病猖獗流行，因而老百姓死亡惨重，触目惊心，张仲景的家族也未能幸免。正如他在《伤寒杂病论·序》中所言：“余宗族素多，向余二百，建安纪年以来，犹未十稔，死亡者三分有二，伤寒十居其七。”如此严重的伤寒疫病流行，伤及了张仲景的家人，他不可能坐视不管，因而发出了“感往昔之沦丧，伤横夭之莫救”的沉重感叹，这种亲情之爱促使他对伤寒疫病的研究。造成如此惨状的原因主要有三大原因：其一是“怪当今居世之士，曾不留神医药，精究方术。”其二是“卒然遭邪风之气，婴非常之疾，患及祸至，而方震慄，降肢屈节，钦望巫祝，告穷归天，束手受败。”其三是“委付凡医，恣其所措。”张仲景对当时的疫病流行的混乱社会根源，乃至忽视医药，相信巫祝，委付凡医等，做出了透彻的分析，并以为借鉴。他对那种对民众疾苦麻木不仁，而舍本求末，“竞逐荣势”的人深恶痛绝，于是“勤求古训，博采众方”，潜心方术，总结汉代以前及本人的经验，编撰而成《伤寒杂病论》。这种仁爱之心，高尚医德，实为张仲景成就伟业的巨大动力。陆久芝《张仲景传》言其“灵帝时举孝廉，在家仁孝，以廉能称”，可见张仲景确实是一个仁爱孝廉的“优秀青年”，这也是其日后成为良医的基础。

张仲景还将家庭伦理的亲情仁爱扩展到社会伦理的大众仁爱。封建社会，人分三六九等，但无论哪个阶层的人，他们都免不了患病，而医生的职责不仅仅是只救治自己的亲人，对其他人同样要有爱心，要全力救治，所以张仲景说为医之目的是“上以疗君亲之疾，下以救贫贱之厄，中以保身长全，以养其生”。张仲景在长沙任太守期间，仍然在“工作”之余为百姓看病，由于找他看病的人越来越多，以至于最后决定农历每月的初一、十五停止“办公”，专门为民诊疾。这种打破等级界限，在大堂之上为老百姓诊病的行为在当时是惊世骇俗的，这需要何等的勇气和仁爱情怀！张仲景的仁爱之心，已经从狭隘的“亲亲之爱”，升华到广大民众的“博爱”，所以他才为后人所敬仰，成为医者之典范，被尊为“医圣”。

张仲景痛批两类世人：第一类是竞逐荣势的读书人，他们不知留神医药，但唯名利是务，其结果是“进不能爱人知人，退不能爱身知己”“蒙蒙昧昧，蠢若游魂”。第二类是不负责任的医人，他们“不念思求经旨，以演其所知，各承家技，终始顺旧，省病问疾，务在口给，相对斯须，便处汤药，按寸不及尺，握手不及足，人迎趺阳，三部不参，动数发息，不满五十，短期未知决诊，九候曾无仿佛，明堂阙庭，尽不见察，所谓窥管而已”。张仲景为未能觉悟的士人而痛心，为德技低下的医人而愤慨，所以，张仲景一方面大声疾呼，力图唤醒“昏迷”的士人，另一方面以自己的实际行动来践行济世仁爱的理念。

二、核心哲理

对张仲景的《伤寒杂病论》的认识，除了固有的医学知识外，还要重视哲学对其的重要影响，因为该书具有非常丰富的唯物主义辩证法的思想，这对揭示《伤寒杂病论》六经及脏腑的精神实质和辨证施治规律至关重要。

众多学者从不同视角和个人认识对《伤寒杂病论》的哲理进行了广泛深入的探讨，时振声教授认为，《伤寒杂病论》中确立的辨证论治体系是以我国古代哲学——朴素的唯物论和辩证法为指导思想，这种思想主要体现在四个方面：①阴与阳，《伤寒杂病论》中根据患者的临床表现，首先判断疾病是发于阴，还是发于阳，然后探讨疾病发展变化中正邪相互斗争、寒热虚实的相互转化等情况，决定相应的治疗方法。②邪与正，邪与正的力量对比及互相斗争的结果，决定着发病后表现为虚证、实证或虚实夹杂，临床上亦以此决定扶正或祛邪方法的应用。③标与本，根据疾病的标本关系，治疗上的从标从本，或先或后，或标本兼治。④常与变，讲的是矛盾的一般性与特殊性，共性与个性，原则性与灵活性的辩证关系，在六经辨证及脏腑辨证中都有大量地体现。

肖德馨教授从哲学方法论方面对《伤寒杂病论》进行探讨，认为张仲景所创的六经辨证，体现了唯物辩证法的一些最基本的观点和规律：①普遍联系的观点；②运动发展的观点；③对立统一规律；④质量互变规律。这些唯物辩证法中最基本的法则，都被应用在六经辨证及脏腑辨证之中，体现了相当丰富的辩证法思想。

俞长荣教授从唯物辩证观点来研究《伤寒杂病论》，把大论中体现的唯物辩证观总结归纳为五个方面：①整体观念，这也是中医最具特色的基本观念；②重视内因，同时也不忽视外因，内外因共同作用于机体而致病；③知常达变，“常”是一般性、共性，“变”为特殊性、个性；④透过现象看本质；⑤矛盾的主次。

杨麦青教授将张仲景学术思想与自然辩证法进行比较研究，认为《伤寒杂病论》的辩证法思想有七个方面：①矛盾统一律，《伤寒论》中的矛盾统一，不是抽象的对立统一，而是通过六经病具体病理变化互相转化的对立统一。②质量互变律，《伤寒论》六经分证的特点是质的特点，是质的规定。六经传变是一个量变到质变的过程，每一经病内部的症状变化是量的规定，本经自传则是量变。③现象与本质，《伤寒杂病论》中的六经分证及脏腑辨证的概念，基本上概括了透过现象看本质。④原因与结果，《伤寒论》中六淫之邪致病即哲学上的作用原因，而六经病证乃是病因与机体反应（内因）相互作用之结果。⑤同一性与差别性，同一性自身包含着差别性，并且一切差别都是在中间互相过渡、转化，《伤寒杂病论》中寒热、虚实之对立演变就体现了这一点。⑥偶然性与必然性，凡六经传变、传经、直中、合病、并病等，对个体来讲皆是偶然，而对种属来讲皆是必然的。⑦科学实践、抽象和假说，这是指仲景学说的形成，本身就是科学实践、理论抽象、假说验证的过程。

张仲景的辩证法思想还体现在恒动观、和谐观及阴阳五行学说等方面。恒动观是《伤寒杂病论》辨证论治思想的精髓，它不是把疾病看作孤立和静止不变的，而是把疾病当作一个实质上不断发展变化的过程。和谐观是《伤寒杂病论》实施辨证论治的目的，它不是对抗性或杀灭性地解决疾病相关问题，而是调理性或恢复性地使机体上下、表里、内外处于一个有机统一体内。阴阳五行学说则是《伤寒杂病论》认识人体与疾病、诊断处理及用药的基本指导思想。

总之，张仲景在对人体疾病的研究及诊治过程中，自觉不自觉地应用了哲学思想，并使医理和哲学思想水乳交融，因而使得张仲景的学术思想具有广泛的启发指导意义和无限的生命力。

第三章　仲景文化的概念

党的十七大、十八大报告明确阐述了文化建设在全面建设小康社会和实现中华民族伟大复兴中的极端重要性，在此背景下，着力推进社会主义文化建设，增强国家软实力，以及“建设文化大市”“文化立市”“文化兴市”“文化强市”等文化图强方针被纷纷提出，以文化振兴城市经济，改善城市形象，扩大城市影响，打造城市品牌，推动城市各个方面的发展将成为城市发展的主攻方向。十七届六中全会通过的《中共中央关于深化体制改革，推动社会主义文化大发展大繁荣若干重大问题的决定》更是为我国文化事业（产业）的发展指明了方向，文化事业（产业）的发展出现了前所未有的良好机遇。南阳物华天宝，历史悠久，人杰地灵，具有独特的自然资源和丰富的文化资源。但目前南阳仍然是一个欠发达的中部内陆城市，发展不足是最大的区情。如何把无形的资源转变为有形的优势，从而提升竞争力，增强综合实力，在竞争激烈的全国发展大格局中争取主动，实现振兴中原经济区南阳主体区的宏伟蓝图，是一个重大的理论课题，也是一个重大的实践课题。

众所周知，中医学是中华传统优秀文化的重要组成部分，因此在讨论什么是中医时，比较多的学者都倾向于中医具有自然科学和社会科学的双重性，特别是中医的文化色彩更浓，这就有了中医药文化的概念和范畴。然而在中医药文化中，仲景文化则是主线和灵魂。随着我国卫生事业的发展，中西医结合则成为我国卫生事业特有的优势和发展趋势，医药文化中又吸收西方的一些东西，使得我国的医药文化更加长盛不衰。在我国高等医学教育中，人文教育已经被提到相当重要的位置，在人文教育中仲景文化则会发挥巨大的作用，这不仅是医学文化的教育问题，而且也是人的教育问题；不仅是中医药知识的内容，而且也包含有整个中医药文化的内容。所以，在我国高等医学院校进行卓越医师的培养过程中，离不开仲景文化。

仲景文化是中医药事业的根基和灵魂，是中国优秀传统文化的精华，也是世界上最有生命力的优秀文化。在全球一体化的今天，随着我国经济实力和综合国力的提高，中庸、和谐、养生、保健等观念深入人心，仲景文化和中华文化一样在其自主创新的过程中不仅有着其独特的魅力，张扬出一种前所未有的强大创新力量，而且有很大的潜力，因此，发展仲景文化已经成为大势所趋。在南阳所有文化资源中，仲景文化是南阳最具有地域优势的文化，南阳要抓住时机，选择既符合时代发展趋势和社会现实需要，又具有本土文化专属性、唯一性的仲景文化资源，将其融入到诸多产业发展的创新中。通过对基本概念、内涵及价值的深度挖潜，全方位发展，把南阳打造成中国乃至世界的仲景文化研发中心。

第一节　文化的概念

在现实生活中，有很多我们耳熟能详，甚至脱口而出的事物，但要对其下个比较确定的定义，往往并不容易。例如，什么是文化、什么是中医药文化、什么是仲景文化等。对这些看似不是问题的问题有必要进行探讨和研究，以便于对文化的发展确定范围与方向。

什么是文化？这是一个伴随人类进步全过程永恒的话题。“文化”这个词可能是人们使用频率最高、范围最广的一个词，无论哪个行业，哪个阶层，都会在各种场合说出“文化”来，但是对文化的定义却没有一个公认的定义。对文化的定义历来是众说纷纭，但有一点是比较公认的，那就是“文化”这个词，一向是有从小到大，从狭义到广义的多种含义。在中国民间，人们曾把“识文断字”，即上过学，受过教育，有知识，就叫“有文化”，在上衣口袋上别一支钢笔就叫“文化人”了。这大概是最狭义的文化概念；在学术上给文化下的定义是“人类创造的物质和精神成果的总和”，包括物质文化、精神文化、制度文化等在内，这就成了一个几乎无所不包的文化的广义概念；而我们现实所强调的文化，则往往特指“观念形态的文化”，即由宣传教育、思想理论、文艺演出、新闻出版、审美习俗和文物管理等构成的领域，这是介于最“小”和最“大”之间的内容最丰富而具体的“中”义文化，实际上主要是“精神文化”。而这些解释也基本上是从文化概念的外延方面来说的。

从内涵的方面理解什么是文化，历来也表现出很大的模糊性和不确定性。据考证，世界上给“文化”下定义的权威说法有二百多种。但仍然没有一个公认的精确定义，因为在某些情况下，文化也指一个社会群体所特有的文明现象或某一个行业的智慧成果，这就使下定义的学科本身角度和层次不同；不同国家、不同地域、不同民族、不同阶层、不同社会乃至不同发展阶段也会使下定义的内容有所不同；而“文化”又正是一个能够覆盖人类活动中所有学科的视野。

《周易》中讲道：“观其天文，以察时变；观其人文，以化成天下。”据此产生的“人文化成”应该是汉语中“文化”一词的最早形态。这里实际上已蕴含有两层意思：一是以人的视角和方式来观察、适应、改变自然，使任何事物都带上人类的“影子”，也就是“人类化”，或简称为“人化”；一是反过来，再用这些现象、适应、改变自然的成果来培养人、教育人、武装人、提高人，使人类的发展更全面、更自由，也就是所谓的“化人”。总之，“文化”这个词是因人而产生的，同时也是为了人，“因为人”“为了人”，这里所蕴含的一切“道理和规律”就是“文”。所谓的“文化”，无非是用一个整体性的抽象概念，给人类生存发展的这种根本方式、基本过程、基本状态和总体成果本身，做出了一个概括性的描述。因此恩格斯说，对人类而言：“文化上的每一个进步，都是迈向自由的一步”。

简单的理解文化就是“因人而文，以文化人”，这样理解文化的本质要注意两点：一是文化不是人之外的任何独立存在，而是一个最能体现“以人为本”的概念。二是“文化”不仅是一个名词，更是一个动词，不可能有什么现成的“东西”来代替文化，而是要联系人的生存、生活方式和过程来理解文化。

谈到文化就不能不涉及与之相近的一个词“文明”。在英语等外文中，“文化”（culture）一词来自拉丁文，它的原始含义是“耕作”，后来延伸指人工的、技艺的活动及其成果，还扩展至风俗习惯、文明制度等。后来有了“文明”（civilization）一词，两者没有明确的分工，许多情况下可以互用，但翻译成中文后就有了一定的差别，因为汉语对这两个词是有斟酌的，尽管有时候也划不清界限。我们中华文化上下五千年，所以称为文明古国，就文化的起源而言，有了人的进化也就有了文化，而文明的起源，国际学界通用的有三要素指标：文字、城市、青铜器。世界上最早有文字记载是我国考古发现的甲骨文，但也仅有三千年的历史，而我国考古发现的玉器（可称玉文化）历史，则有六七千年甚至更早，还有发现文字以前的诸多文物，我们也完全可以说是一种文明成果。

在我国有了“两个文明建设（物质文明、精神文明）”的提法以后，“文化”和“文明”也就有了一定的分工和界定：严格来讲，“文化”是相对于“自然的、本能的、天然的”等状态而言的，属于概括性、描述性、中性的概念；“文明”是相对于“野蛮的、蒙昧的、落后的”等状态而言的，是一种提炼性、评价性、褒义的概念。也就是说，在当代中国汉语语境中“文明”被用来表示文化中积极、有益、肯定性的成果和形态，它与“文化”之间是一种蕴涵关系。而我们现在提倡的大力发展和繁荣社会主义文化则也可视为是“文明”的。

第二节　中医文化的概念

中医文化是我国在世界上独具特色的优秀传统文化。若从狭义层面理解，可以视为行业文化，是由中华文化派生出来的。若从广义层面理解，中医文化则超越了行业文化的局限性，属于中国人智慧成果和实践的概括，也就是说，“中医文化”是中国人对生命、健康和疾病所特有的智慧成果和实践的概括。也可以说中医药文化是中华民族优秀传统文化中体现中医药本质与特色的精神文明和物质文明的总和，包括对天、地、人的认知思维模式，对生与死的价值观，养生方式，健康理念，生活态度，医患关系，诊疗方式，药物处方和运行体制等知识体系和服务体系。

中医文化主要受到了中国传统文化的深刻影响，追求一种真、善、美的至高境界。就人类生活的学科功能划分而言，科学求真，人文求善，艺术求美，而中医的本质是科学，中医的思想是人文，中医的表现是艺术。若追究“中医”的概念，应该说是一种国人无奈的说法，也是为区别“西医”而言的。在中国原本只有“医学”之说，近现代以后，由于西方医学传入之后逐渐成为主流医学，因“鸠占鹊巢”，则把我国固有的医学称为“中医”，因此在以前一般认为中医就是“中国的医学”或“中国固有的传统医学”，再发展一步就定义为“中国人创造的医学知识体系”。这些定义也没有什么不对，但却只是笼统地说明了中医的发源地问题，并没有涉及中医学学科体系的本质。因此，又有人认为中医是“中国人创造的具有独特理论和诊疗特点的医学体系”“是研究人类生命过程以及与疾病作斗争的一门科学，同时也是一种文化”“是一种经验医学”或说“是一种复杂科学”等。这些解释仍没有反映出中医的本质特征和文化核心。以此为依据，中医的定义应该是：由中国人所创造的，在天人合一思想的影响下，以宇宙间各种信息为主要认知依据，从阴阳属性和五行及圆融角度进行问题思考，充分利用外部自然资源和内部潜能，调控平衡人体生命状态的一种医学知识体系。这个医学体系从文化角度讲有其独特的基本观念，思维模式和行为方式，其核心的观念是天人合一，与万物和谐共生（“与万物沉浮与生长之门”）；其核心思维模式是形象思维、直觉思维、辩证思维、模糊思维等；其核心行为方式是施仁术和道法自然。也可以这样来对中医药文化的内涵进行表述：中医药文化的内涵是以中国传统文化为母体，解读中医学对人的生命、健康、疾病、生死等问题的价值观念、独特的认知与思维模式、养生与诊疗方式、医德伦理和人文精神等。

第三节　仲景文化的概念

仲景文化是中医文化在医圣张仲景身上的集中体现，反映了中医群体一种共同的精神价值、生活态度和职业品格。再具体地讲，仲景文化也可以说是仲景所创立的独特的医学文化模式。它以中国传统文化为基础，将生存理念与生活方式、中医理论与临床诊疗、养生保健与治疗用药紧密结合，构成中医的基本学术思想与模式，并使之成为一个完整的体系。其实，张仲景既是一个医药符号，也是一个精神符号、文化符号，张仲景既为我们留下了宝贵的医药遗产，也为我们留下了重要的精神遗产和文化遗产。为此，仲景文化这个崭新的概念才会应运而生。仲景文化究竟是什么？它应该包括张仲景的医学理论与中和思想、辩证理论与哲学思想、养生理论与治未病思想及这三个方面所蕴含的医药文化元素。

仲景文化的特质是：它是中国医药文化的灵魂，既决定和引领了中医药学的发展方向和进程，又对世界医学的发展产生了一定的影响，并且还将继续指导和启发当代中国医药学的健康走向。前者是它的历史意义，后者是它的现实意义，具有厚重普世价值。可见，张仲景的学术、精神及形成的人文资源，对于发展中国特色的医药卫生事业，保障我们的身心健康，以及发展经济、建设和谐家园，都具有极其重要的现实意义。其外延还应包括由张仲景产生和发展的当代南阳诸多特色文化现象，包括全国，乃至海外的中医药文化现象。例如，位于南阳市温凉河畔的医圣祠、张仲景画像及雕塑，宛西制药建造的医圣山，仲景制药厂，张仲景的诞辰日祭祀活动及发行的纪念信封，《解读张仲景》《医圣张仲景》等著作及电视剧，张仲景医院、研究院，仲景堂，张仲景国医学院，张仲景研究会，张仲景医药科技文化节，河南省张仲景研究专业委员会，河南中医学院“仲景实验班”，张仲景研究所，南阳医专的张仲景医药文化研究所等。中华中医学会张仲景研究专业委员会，全国各中医院校《伤寒论》《金匮要略》教研室及硕士、博士研究生教育，中国中医科学院“仲景工程”等。日本的汉方医学及仲景方药研究，仲景方现代研究及制药等。如此看来，仲景文化概念的提出，其可贵之处是：走出了原有的纪念、学术研究的各种局限，一定程度上跳出了纯医学的框框，回到了其应有的人文本质，不但丰富了其内容，而且扩展了外延，是一种极具价值的深化和提升。它的提出，将积极推动我们走出一直以来只开发利用张仲景品牌资源的局限，从纪念活动、学术研究、对外交流、教育、临床、医药、科研、旅游、文学创作、养生保健产业利用等方面全方位地开展工作。

张仲景是南阳市的，也是河南省的、全中国的，更是全世界的。从这个层面上讲，仲景文化不仅是南阳市的命题，也是河南省的命题，是国家乃至世界医药的命题。仲景文化是南阳市可资利用的一个重要、特殊而无可替代的文化品牌和资源。

一、医学理论与中和思想

张仲景的医学理论可谓是集我国东汉以前之大成，且有创新与发展，他的理、法、方、药一直是中国医学特别是临床所遵循的基本原则和典范。这是他对中华民族文化最伟大的贡献。在东汉以前，中国医学主要有两大学术流派：一个是以研究理论为主的“医经派”，一个是以研究经验方为主的“经方派”。而张仲景通过自己的研究与实践，将两者巧妙地结合起来，形成了影响中医学发展方向的基本医学理论。其理论体系的主要内容是从六经的层面来认识和处理外感杂病，从脏腑的角度来认识和处理内伤杂病，理、法、方、药一线贯穿。真正形成了基本的理论体系，为后世所效法，并为整个中医学的发展奠定了基础。

张仲景医学理论体系中的方药理论更为后世医家所称道。《伤寒杂病论》载方 262 首，主要来源于三个方面：一部分源于《伊尹汤液》，也叫《汤液经》或《辅行决》，一部分源于其他古方书及民间验方，一部分是他改造及创新的方，正符合张仲景自己所言的“勤求古训，博采众方”。他所创制的医学理论与方药特点是说理清晰，切合实用；组方精简，配伍严谨；蕴含诸法，以法遣方；传承古方，善于创新。

由于张仲景所载方药基本上都是经过临床实践验证是行之有效的，有很强的示范作用，给后世以不尽的启示，所以为历代医家所喜用，因而《伤寒杂病论》被誉为“方书之祖”，张仲景之方也被尊为“经方”“祖剂”。历代医家也给张仲景方药理论以极高的评价，如金代医家成无已说：“自古诸方，难可考评，唯仲景之方，最为医方之祖。是以仲景本伊尹之法，伊尹本神农之经，医帙之中，最为枢要”。张仲景方药理论之所以“最为枢要”，这不仅在于它是中医临床医学的渊源，是医方之祖，更主要的在于其理法方药的科学性、启发性与有效性。晋代皇甫谧曰：“仲景论广伊尹汤液，为十数卷，用之多验”。宋代孙奇等说：“仲景之书，尚以对方证者，施之于人，其效如神”。《四库书目提要》甚至说：“仲景之书，得其一知半解，皆可以起死回生。”

更为可贵的是，张仲景之方不但一直被历代医家继承运用，发挥其神奇疗效，而且成为衍化更多方剂的核心方、基础方。后世医家有许多创新的方剂便是张仲景的方药改造而来，或是受张仲景组方思想启发而来。后世对张仲景方药理论的发挥运用大致可分二大类：一是对张仲景方药的立方原则、组方机制、用药规矩、煎服事宜等方面做进一步阐述论证，发微探幽；二是在张仲景之方的基础上，根据临床实际和自身体验进行加减化裁，衍生创制了其他方剂，扩展了张仲景之方的应用范围，推动了整个方剂学的发展。正如明代著名医学家徐熔所说：“《金匮玉函要略》《伤寒论》毕仲景、祖神农、法伊尹、体箕子而作也。唐宋以来，如孙思邈、葛雅川、朱奉仪、王朝奉辈，其余名医虽多，皆不出仲景书。又汤液本草，于孙、葛、朱、王外，添王叔和、范汪、胡洽、钱仲阳、成无己、陈无择，其议论方定，增减变易，千状万态，无有一毫不出于仲景者。洁古张元素、其子张壁、东垣李明之，皆祖张仲景汤液。”“仲景广汤液为大法，晋宋以来，号名医者，皆出于此。”至清代温病学家如叶天士、吴鞠通等，乃至近、现代中医学者、大家，皆受仲景文化的重大影响。时至今日，张仲景的理、法、方、药仍为广大医药工作者所喜用，历版大学本科方剂学教材中的张仲景方药内容稳定在三分之一左右，日本的“汉方医学”基本上大都尊用张仲景之方。这些经方及由经方衍化而来的方剂，亦属于仲景医药文化不可缺少的一个组成部分。

先秦两汉时期是中国传统文化体系形成的时期，中医学理论体系也随之孕育、成长、发展，中医学与中国的传统文化存在着水乳交融的关系。生活在东汉末年的张仲景，其学术思想深受中国传统哲学文化的影响。所以，张仲景的医学观、生命观、疾病观、治疗观均贯穿着“中和”的思维。据有关统计资料显示，在《伤寒论》和《金匮要略》中“和”字出现了49次，其含义与《中庸》《内经》等典籍一脉相承，大抵是正常稳定、协调平衡、调节纠偏、缓和调理之义。“和”的思想不仅高度概括了张仲景对人体生理的认识，而且集中体现了他的辩证治疗思维，可以说“和”是张仲景学术思想的又一基本核心。

（1）以“和”表示人体的健康状态。中国传统中医文化认为，人体是一个有机的整体，以五脏为中心，人体各组织器官之间构成了相互依存、相互制约的统一体，在正常生理状态下，它们保持着对立统一、协调平衡的关系。张仲景在《金匮要略·脏腑经络先后病脉证治》中，把这一思想概括为“若五脏元真通畅，人即安和”，说明人体正气充盛，五脏六腑营卫气血相互协调，保持动态平衡，就能维持稳定的内环境，而处于“安和”状态。此外，在《金匮要略》中他还以“和”来描述人体的正常生理状态，如“身和，汗自出，为入腑即愈”（《脏腑经络先后病脉证治》）。他还指出“若人能养慎，不令邪风干忤经络……不遗形体有衰，病则无由入其腠理”，强调人当顺应自然规律，与外界环境相适应，方能保证人体内部协调平衡。

（2）以“不和”表示病理状态。《黄帝内经》常以“不和”来描述人体失去平衡协调的病态，张仲景继承《黄帝内经》的学术思想，也喜用“不和”来表述病机，如“此卫气不共营气谐和故尔”（《伤寒论》太阳篇第53条，明代赵开美本，下同），“表解里未和”（《伤寒论》太阳篇第52条），“胃气不和”（《伤寒论》太阳篇第29条）。张仲景对症状除有头痛、项强、恶寒等具体描述外，也常用“不和”来描述说明。如“睛不和”（《伤寒论》阳明篇第252条），“脉不和”（《伤寒论》平脉篇第38条）。总之，“失和”就是人体失去平衡协调。

（3）以“和”表示治疗疾病的目的和方法。由于疾病是致病因素作用下所致的机体的“不和”状态，因此“和”也就成为张仲景确定的治疗目的和疗效标准。如“下之则和，宜大陷胸丸”（《伤寒论》太阳篇第131条），“此卫气不和也，先其时发汗则愈，宜桂枝汤”（《伤寒论》太阳篇第54条），治法虽异，但皆本于使人体脏腑阴阳气血得以平衡协调，达到“和”的状态。

张仲景提出在治疗手段上贵在中和。他在《金匮要略·痰饮咳嗽病脉证治》中提出“病痰饮者，当以温药和之”，这“和”字，不仅是针对痰饮病的治疗法度，而且当视为对所有疾病论治的准绳，寓有治病当着意于平调阴阳，不可急于求成，用药不宜偏颇之意。《伤寒论》中反复提到“宜桂枝汤小和之”“以小承气汤，少少与微和之”等，就足以参证互明。纵观张仲景所著之书，可知“和”的法度融汇于他辨证论治的全过程中。

张仲景还极其重视匡扶人体正气，《伤寒论》就贯穿着其“扶阳气，存津液”的思想。他的大量方药中均旨在护胃和中，助养正气，扶正以祛邪或祛邪不伤正。疾病后期邪势已衰，张仲景主张以饮食调理，不必皆投药，依靠人的自身调节，使之逐渐恢复。

（4）以“自和”表示人体存在自愈能力。“自和”表示人体所具有的自行恢复“和”状态，即健康状态的能力，这时可以不药自愈，即《金匮要略·五脏风寒积聚病》所述：“不须治，久则愈”。当然这种情况是有一定的适用范围的，并非鼓励所有疾病都去这样。

张仲景在其著作中多处提到“自和”，如“凡病若发汗、若吐、若下、若亡血、亡津液，阴阳自和必自愈”（《伤寒论》太阳篇第58条），这种疾病自愈的观点，提示了人体有自我调节功能，只要阴阳失和的程度仍在这一功能允许的范围内，人体依靠自身调节，仍能使失和的阴阳恢复平衡，无须治疗，疾病亦会痊愈。因此，恢复人体的自我调节功能，也就成为论治的关键所在。这种状态实际上是一种低水平的“阴平阳秘”的亚健康范畴，在这个阶段是一个动态的过程，也是人体自行恢复的过程。

张仲景提倡“和”的学术理念继承和发扬了传统中医药文化思想，十分强调人的生存环境，就是“天人合一、中庸之道、发而中节、致中和”等思维方式，立足于人与自然、社会和谐关系的构建，对于后世产生了深远影响，时至今日，“和法”已成为中医学的一种重要治法，张仲景的“中和”思想也成为中医临床的基本指导思想之一。

二、辨证理论与哲学思想

张仲景创立了中国医学临床实践的通用模式，即辨证论治理论体系，它是中医诊疗疾病的基本思维方式和必须遵循的基本原则。他将外感杂病统归于太阳、阳明、少阳、太阴、少阴、厥阴之中，详细论述了各种病证表现，并给出治疗方法和方药，这被后世归纳总结为“六经辨证”。他将内伤杂病以不同的病证名称统归于五脏六腑之中，详细论述了各脏腑系统每一种疾病的表现、传变、轻重缓急，也给出了具体的治疗方法和方药，这被后世归纳总结为“脏腑辨证”。其中还贯穿有阴、阳、表、里、寒、热、虚、实的“八纲辨证”及上焦、中焦、下焦的“三焦辨证”，从而形成了较为完整的辨证理论体系。张仲景的辨证理论不但是中医辨证理论体系形成的标志，而且决定了整个中医学诊疗疾病的文化模式。

这种诊治疾病的文化模式，与西方医学过分注重解剖形态不同，其从整体层次，从超解剖的角度，从动态的方面把握人体对疾病的功能反应，通过望、闻、问、切这种以人为本、关怀患者的非创伤性诊断方法，“司外揣内”来诊断疾病，以脏腑辨杂病，以六经辨外感，针对疾病的不同反应，灵活多变地选择相应的方药治疗。对于方药的应用，不注重方药的物质成分及其在体内的化学生物过程，而是注意人体对药物的实际反应。“观其脉证，知犯何逆，随证治之”。

由于这一医疗文化模式确立了一种有效地分析病情、认识证候及临床治疗遣方选药的法度，因此不仅为诊疗一切外感病提出了纲领性的法则，同时也给中医临床各科示范了诊疗的规律。故而张仲景创立的这一医疗文化模式对后世影响极大，成为指导后世医家临床实践的基本准绳。此后历代有成就的医家，无不是在继承了张仲景这一医疗文化模式的基础上而有所发展的。

在古代社会的条件下，这一具有朴素系统论特征的医疗文化模式超越了生理、生化、微生物等微观研究不能深入的障碍，绕过了因果链中的种种难以深究的细节，从宏观层次掌握了因果联系的两端，所以可以取得较好的疗效。不但在当时的条件下这一医疗文化模式可能是所能采用的最好的诊疗方法，即使在今天，由于这一医疗文化模式被代代传承，凝聚了历代中医学家的医疗知识，有着丰富的文化积累，亦可以从其独特的角度补充现代医学的不足。中医运用这一医疗文化模式对传染性非典型肺炎（SARS）治疗而获得高于西医的疗效即证明了这一点。这一医疗文化模式体现了中华民族的聪明才智和创造力，反映了中华民族讲求实效、追求实用的民族精神与传统，与西医学崇尚纯粹知识的文化，还原论的思维迥异其趣，为世界文化的进步及多样性做出了贡献。

三、养生理论与治未病思想

人们都知道张仲景是一位伟大的医学家，中国医学之圣。对于其对中医临床辨证论治理理论体系的建立和张仲景理、法、方、药的研究与实践较多，而对于作为养生家的张仲景的养生理论及养生方法进行研究者则比较少。这是因为张仲景没有对其养生理论和养生方法专篇进行论述，而是散见于《伤寒论》和《金匮要略》之中。实际上，张仲景不但重视对疾病的诊治，而且十分重视养生，其养生理论丰富且别具一格，可以从九个方面反映出来。

1. 饮食养生　中医饮食养生方法是用四气五味、升降浮沉的观点认识食物。这是一种宏观的方法，不似现代营养学主要通过现代科学手段分析认识食物的化学成分，是一种微观的方法。中医饮食养生强调因时、因地、因人而异地正确选用饮食，提倡酸、苦、甘、辛、咸五味之所合，谷、肉、果、蔬之所配，以补精益气。张仲景在《金匮要略》中特别强调了饮食养生的意义，他说："凡饮食滋味，以养于身。食之有妨，反能为害……若得宜则益体，害则成疾，以此致危。"提倡科学饮食。

人生活在自然中，必然受大自然的影响甚至是支配，张仲景非常重视在生活中食物的疗养作用。观张仲景之方，有不少的食品药物，如生姜、大枣、小麦、大麦、粳米、薏苡仁、赤小豆、山药、百合、蜂蜜、饴糖、羊肉等。这些食物对五脏具有不同程度的补养作用，特别是对脾胃的调养功能尤为显著。

2. 顺天养生　张仲景很重视天地阴阳变化、寒暑消长对人的影响，主张人应该顺应四时阴阳以养生。根据"天人相应"理论，顺之则平安，逆之则灾害生。所以张仲景在《伤寒论·伤寒例》说："君子春夏养阳，秋冬养阴，顺天地之刚柔也。"在《金匮要略》第一篇就指出："夫人禀五常，因风气而生长，风气虽能生万物，亦能害万物，水能浮舟，亦能覆舟。"这种顺天时养生的思想对后世影响颇大。

3. 避邪养生　宋代陈元靓说："养生以不损为延命之术，不损以有补为卫生之经。

居安思危，防未萌邪。不以小恶为无害而不去，不以小善为无益而不为。”张仲景早就提出了这样的养生原则。他在《金匮要略》中说：“客气邪风，中人多死。”善养生者，要谨慎小心，避免伤于邪风。“若人能养慎，不令邪风干忤经络”，便能防病于未萌。此是养生防病的最基本的措施之一。

4. 调神养生 张仲景力勉世人不要唯利是图，要无私、寡欲，才能到达清静的境界；要保持思想清静，才能达到调养精神、祛病延年的目的。养生先养神已成为保障生命健康的重要原则。

5. 爱心养生 张仲景在《伤寒杂病论》中批评当时的一部分居世之士“进不能爱人知人，退不能爱身知己”。张仲景提出了医者爱心的观念，与儒家思想颇为一致。儒家崇“仁”，“仁者爱人”。爱人即仁，人与人之间的相互亲爱就是仁。《论语》及《中庸》中均记载孔子关于“仁者寿”的观点。实践证明，仁慈的人，有爱心、心地善良的人，能享长寿。

6. 导引按摩养生 《金匮要略》记载：“四肢才觉重滞，即导引、吐纳、针灸、膏摩，勿令九窍闭塞。”这充分体现了张仲景预防为主、重视养生的思想。导引就是各种健身功法，如五禽戏、八段锦、太极拳等；吐纳就是一种静功，静神调息以养神。灸法健身和按摩健身也是常用的养生之法，用之得当必有益处。

7. 房事养生 张仲景说：“房室勿令竭乏。”在房室与健康的问题上，张仲景主张房事不可无，亦不可过，既不可禁欲，也不可纵欲，禁欲则壅滞，纵欲则伤精。和谐适度的性生活有利身体健康，已被现代医学所证实。

8. 守法养生 张仲景将遵守国法也作为养生的一个重要内容加以强调，是很有特色的。中国古代，一旦犯了王法，不但身体受刑而损伤，而且心灵同样受到伤害而致病。因此张仲景所说的“勿犯王法”也是保证健康的养生方法之一。

9. 妇人养生 《金匮要略》设《妇人病》三篇，分别论述妊娠病、产后病和妇人杂病的辨证论治，包括妇人经、带、胎、产时期各种保养调摄方法，内容非常丰富。其中，也有妇女更年期的养生保健的内容，其所创制的当归生姜羊肉汤、甘麦大枣汤、百合汤等，至今仍是妇女养生保健的常用食疗之方。

张仲景对养生学的贡献不但是提出了其基本原则和方法，而且还进一步深化了《黄帝内经》“上工治未病”的思想，强调防患于未然的重要性。他要求人们要内养正气，外慎邪气，于患病之初即采取各种措施，以利于健身祛病。张仲景的治未病思想大抵可分为四个方面：①未病先防；②有病早治；③既病防变；④预后防复。

对养生之法，张仲景最为重视防微杜渐“治未病”。在《金匮要略》开篇第一句就直陈：“上工治未病，何也?”又以“见肝之病，知肝传脾，当先实脾”阐述了预防疾病的方法。

第四章　仲景文化的内涵

所谓内涵，就是指一个概念所反映的事物的本质属性的总和，也就是事物内部所包含的实质和意义，哲学上是指内在因素的总和。仲景文化就是张仲景所创的医药文化成果及因张仲景而发生的一种独特的文化模式。它不但有其丰富的内容，为中华民族乃至世界人民的身心健康做出了不可磨灭的贡献，而且还有其深刻的内涵，在修身及完善人格方面也堪为万世楷模。

第一节　仁爱与济世的人道精神

仁爱与济世是儒家一贯倡导的，也是医家必须具备的一种人道精神。“仁”是儒家文化核心的道德观，孔子解释“仁”时说：“仁者爱人”，也就是说关爱他人、爱戴他人、有益于他人就是“仁”的实质。孟子曰：“恻隐之心，仁之端也。”这也是为医者的基本要求之一。同时儒家文化以“修身、齐家、治国、平天下”为宗旨。“修身”是基础，修身的目的是“齐家、治国、平天下”，能够齐家、治国、平天下就是“济世”。这就是“人道”，也就是说人们都有仁爱与济世的修为，那么家、国、天下自然就和谐、兴旺，个体的人也就会健康长寿。所以中国的医学一开始就定义为“医乃仁术”，而且以“济世救人”为己任，这是我们的宝贵财富之一，是医者仁爱济世之心内化为职业行为的具体表现。这种高贵的人道精神一直是中医的优良传统，也是中医学能够健康发展并得以流传至今的主要因素。

“仁”的原始之义，表达的是人与人之间最美好的友爱关系，即爱人和被人爱。中医所倡导的“仁术”，是“仁”与“术”的结合体，“仁”是“术”的前提，“术”是“仁”的体现，并以“仁”为准则。若没有了仁爱，“术”便没有了灵魂，便失去了准则和约束。“仁术”作为中医的代称，其意义在于以“仁”领“术”，二者不可分离，唯有高尚医德和精湛医术方可称为“仁术”。“仁者爱人”与“医乃仁术”虽然说法不同，但内容一致，说明儒家与医家有着共同的人道精神。古代儒生与医生都有“惠民济世”的志向，所以才有“不为良相，便为良医”之说，也有金元四大家之一的朱丹溪“士苟精一艺，以推及物之仁，虽不仕于时，犹士也”之论。他们认为以仁爱心治理朝政，则天下太平；以仁爱之心救治患者，则可将仁爱之心传至天下百姓，可使家庭幸福、身体安康、人伦有序、社会和谐。所以治国与治病，济世与救人并无不同，如《灵枢·师传》曰：“上以治民，下以治身，使百姓无病，上下和亲，德泽下流，子孙无忧，传于后世，无所终时。”《千金要方》说：“上医医国，中医医人，下医医病。”《本草纲目》也讲过：“夫医之为道，君子用之以卫生，而推之以济世，故称仁术。”可见仁爱与济世是医者的基本人道精神，张仲景堪称为千秋典范。

一、仲景文化中人道精神的渊源

1. 来自于儒家思想的影响 张仲景生活在东汉末年，早在汉武帝时期，经学大师董仲舒为适应统治者巩固中央政权的需要，对儒学进行改造，改造后的儒学取得了独尊的地位。从此形成长达两千多年封建社会意识形态的理论基础。张仲景自幼熟读儒家经典，他在《伤寒论·序》里引用孔子《论语》的话：“生而知之者上，学则亚之”“多闻博识，知之次也”。儒家学派创始人孔子解释儒学的核心是“仁”。关于仁的内涵，虽然没有具体的定义，但在《论语》中，他针对不同的学生、不同的思想、不同的情况，曾做过一百多次不同的解释。因此，“仁”包括很丰富的含义，几乎涵盖了一切优秀品质，如“泛爱众而亲仁”“仁者爱人”“己所不欲，勿施于人”“亲亲而仁民，仁民而爱物”“老吾老以及人之老，幼吾幼以及人之幼”和“仁、义、礼、智、信”等理念。儒家的思想通过各种渠道，成为一种浑然之德渗透于社会机体，涤荡于张仲景的心中。

2. 受古代医著和古代医家的影响 张仲景在《伤寒论·序》开始就叙述了自己读《史记·扁鹊仓公列传》的体会。战国时代的名医扁鹊，有起死复生之术，他“为医或在齐，或在赵”“过邯郸，闻贵妇人，即为带下医；过洛阳，闻周人爱老人，即为耳目痺医；入咸阳，闻秦人爱小儿，即为小儿医”。扁鹊“随俗而变”为患者排除疾患的故事；神农“尝百草之滋味”“一日而遇七十二毒，为疗民疾”的传说都使他看到，“仁爱”之心始终激励着医学创始人勇往直前。以《黄帝内经》为代表的中医经典闪耀着人性的光芒，《素问·宝命全形论》开宗明义就指出：“天覆地载，万物悉备，莫贵于人”。意思是说，由于上天的庇护、大地的承载，自然界的万物才能完全具备。而天地万物之间，没有比人更高贵的东西。《黄帝内经》的问世，不仅宣告了中医理论体系的确立，也阐述了“生命至重，唯人最尊”的理念，明确医生必须“济群生”，为广大患者提供良好的医疗服务。古代医著和医家的医学实践无不透射出“仁爱”的光芒，同时激励着张仲景继承发扬“仁爱”的优良传统。从张仲景对古代名医神农、黄帝、岐伯、扁鹊等人的赞扬可以看到他的价值取向。

3. 来自于个人孜孜不倦地探求 张仲景酷爱读书，且涉猎很广，同时，他广泛地向优秀医生学习，不断汲取他们的经验。正是因为他的刻苦探究，使其不仅掌握了祖国医学的精髓，也形成了以人为本的价值观：以“仁”为人生追求的最高境界，选择医道终身实践仁学；以“匡世济时”为己任，自觉担当拯救天下危亡的重任，来体现自己的人生价值；追求自己人格的完善，实现完成“修身齐家治国平天下”的君子人格。

二、仲景人道精神的实践

1. 放弃仕途，选择医学 “学而优则仕”自古就是人们梦寐以求的目标。“举孝廉”是汉代选拔官员的方法，人们竞相奔走，“孜孜汲汲，唯名利是务”，渴望被大地主、大官僚推荐做“孝廉”，进而入仕。在封建社会里，做官可以荣华富贵，光宗耀祖，而医生的地位却非常低微。张仲景年幼时，父母并不希望他当医生，见他聪敏、稳重、善思、好学，非常盼望他获得一官半职。但是张仲景看到社会上那些“企踵权豪”“竞逐荣势”的读书人因跑官而损害了身体，有的官位到手，也不过“华其外而悴其内”，他们“不留神医药，精究方术”，故不能“上以疗君亲之疾，下以救贫贱之厄，中以保身长全，以养其生”。自身尚不能保，何以实践“仁”的思想。面对“举世昏迷，莫能觉悟”的社会现象，张仲景痛心疾首，他认为一个人若“进不能爱人知人，退不能爱身知己”，就不是“仁者”，这样的生命有什么意义。所以他敬仰扁鹊妙手回春的医术，尤其是看到古代的能够拯救苍生的大医神农、黄帝、岐伯、长桑、仓公等人，“下此以往，未之闻也”，一种历史的责任感油然而生，就义无反顾地选择了医学。放弃仕途，效法先贤，做救死扶伤的“仁者”，以解除人民疾苦为职业，实践他的仁爱与济世的价值理念。

2. 以精湛的医术解除人民的疾病痛苦　医生拯救的是生命，不但要有仁爱之心，而且还需要精湛的医术。张仲景广泛拜师学艺，除了跟随张伯祖外他还四处寻访名医。他十分注重学习医学基本原理，老师要求他两年内读完几十本医书，他就闭门谢客刻苦钻研，不仅读完了所有医学著作，还熟记数千条古方、验方。他注意荟萃众家之长，且不惜长途跋涉登门求教。由于他“博采众方”，医术提高很快，《甲乙经·序》中有关他遇到年仅二十来岁的王粲就正确预测出其四十岁时病症的记载，说明其当时望诊技术已非常高超，不在扁鹊之下。后来医者称赞他说：“仲景之术精于伯祖，起病之验，虽鬼神莫能知之，真一世神医也”（《襄阳府志》）。

3. 著书立说担重任，恩泽惠及后代人　东汉末年，战乱频仍，瘟疫流行，百姓死亡惨重。医生“医术浅狭”，临证不知病源，无所依循，是误治的直接原因，但在当时竟然没有一本理论联系实际的医学书籍来指导医生。张仲景不顾年事已高，自觉承担拯救危亡的责任，他“勤求古训，博采众方”，总结前人的医学理论和实践，广泛收集民间治病方法，并结合自己的临床经验，写成了医学巨著《伤寒杂病论》。《伤寒杂病论》系统地阐述了多种外感疾病及杂病的辨证论治，理法方药俱全，在祖国医学发展史上具有划时代的意义和承前启后的作用，对中医学的发展做出了重要贡献。他不仅为诊治外感疾病提出了辨证纲领和方法，也为中医临床各科提供了论治的规范，奠定了中医学辨证论治的基础，故《伤寒杂病论》为后世医家奉为经典。

《伤寒杂病论》著述风格朴实简练，无虚言空论，为后世中医著作所效法。除《伤寒杂病论》外，张仲景还著有《五脏论》《脉经》《疗妇人方》《五脏营卫论》《疗黄经》《口齿论》等。

张仲景的人道精神集中体现了以人为本的价值取向，促成医学伦理学的形成与发展，使得中医学得以源远流长，至今仍是我们宝贵的精神财富。

第二节　实践与创新的科学精神

我们中国人常说“人命关天”，是说人的性命如天之大事，而医者乃患者生命安危所系，来不得半点马虎。所以，一定要用科学的态度、科学的方法来应对和处理影响人们生命健康的一切疾病。张仲景不但创立了中医辨证理论体系，而且充分体现了他勤于实践，勇于创新的科学精神。中医学的理论完全来自于临床实践，是无数的先人们在长期与疾病斗争的过程中不断总结而升华的一种科学理论，这些理论又反过来指导临床实践。张仲景的辨证论治理论体系也是在总结前人经验的基础上，经过自己反复实践而提炼出来的。在大论中，还反映了张仲景诸多的创新成果，对后世产生了极大的影响，特别是他的这种科学精神更是激励着一代又一代有志之士不断地在医学道路上探索前进。

一、张仲景的科学态度

在中国早期的奴隶制社会，最初医学掌握在巫医手里。随着社会的进步与科学的发展，医和巫逐渐有了分工，但医学仍在相当长的时间内受到巫术及迷信的影响。到了两汉时期，医药学虽然发展到一个较高的水平，但巫术、神权迷信仍被一些人相信。因而被迷信、巫术所愚弄，延误治疗导致病情加重甚至死亡之事经常出现。同一时期，在中国唯物论的哲学体系也逐渐形成。科学的思想逐渐动摇了巫术迷信的地位，特别是当时已经成书的《黄帝内经》，充分体现了医学领域的科学思想，这就使张仲景得以冲破神权迷信巫术与天命观的束缚，而以无神论的唯物世界观来看待事物，以科学的态度来研究并解决医学问题。然而“举世皆迷，莫能觉悟”的状况令张仲景痛心，他大声疾呼那种“降志屈节，钦望巫祝”的蒙昧愚蠢做法，最终只能是“告穷归天，束手受败”。他清醒地认识到，神权、巫术、迷信是医学发展的极大障碍，医学必须摒弃这些东西，要用科学的态度、科学的方法、有效的药物来治病救人。

尊重生命，尊重患者，是为医者的基本态度。张仲景目睹那些“曾不留神药，精究方术”的居世之士；“驰竞浮华，不固根本，忘躯徇物”的趋世之士；“竞逐荣势，企踵权豪，孜孜汲汲，唯名利是务，崇饰其末，忽弃其本”的虚伪行为；特别是面对那些不读经论，不精医理，“各承家技，终始顺旧”的凡医们，临诊马虎，草菅人命的惨痛现实，深感作为有仁爱心与责任心的医者的重大使命。他严厉痛斥那些敷衍塞责，草率行事的行为。张仲景一针见血地指出，有些医生总是粗心大意，对患者没有丝毫责任感，说：“省病问疾，务在口给，相对斯须，便处汤药。按寸不及尺，握手不及足，人迎趺阳，三部不参，动数发息，不满五十，短期未知决诊，九候曾无仿佛，明堂阙庭，尽不见察，所谓窥管而已。夫欲视死别生，实为难矣。”张仲景认为，治病疗效的好坏，并非单纯决定于专业技术水平的高低，医疗态度和医疗作风也不可忽视。诊察疾病贵在认真仔细、详审周察；否则，要想区分患者的病情轻重缓急和死生预后，实在是太困难了。敷衍塞责的医疗作风不仅古代有，后世同样存在，现今尽管医疗技术大大进步，医疗器械和检测手段已经高度现代化，但由于医生粗心大意而造成误诊和医疗事故者，亦时常有所发生。由此看来，张仲景的上述批评意见，至今仍具有积极的教育意义。

二、张仲景的创新成果

古今学者一致认为，张仲景的《伤寒杂病论》最大的特点是不空谈，非常实用，因为张仲景是最重实践的临床大家。不但如此，张仲景还对临床的新问题、新情况进行深入研究和大胆探索，由于他的实践与创新的科学精神，使得他在医学领域取得巨大的成就。张仲景不但有令人称奇的许多医疗绝技，而且更有深远指导意义的医学理论及诊疗模式，其中许多是张仲景的独创，一直影响着中医学的发展并激励着后来人。据《伤寒杂病论》所载，张仲景至少有十大医学创新，即创立三大辨证体系、创建辨病与辨证相结合的诊疗模式、创新给药途径、发明心肺复苏术、准确描述冠心病临床特征并创系列方药、最早论述肺脓肿的脉因症治、首创阑尾炎的病理诊断与保守疗法、发现化脓性皮肤病与肾炎相关、最早发现白塞病并提出症治、首立妇人病三篇及产后三病。

第三节　勤求与博采的学习精神

古今中外，大凡有成就之人基本上都是有虚心学习精神的人，医圣张仲景也不例外。就是我辈泛泛之人，为了生存，为了某些专业技能也需要学习，只是我们某些人的学习太过肤浅，太过急功近利而已。从某种意义上说，医生的这种职业是一个终身学习的职业，能否虚心学习，是决定能否成为一个高明医生的重要因素。张仲景就是能够虚心学习的典范，他有自己仁爱纯真的学习动机，明确高尚的学习目的和科学有效的学习方法。

一、学医的动机

张仲景生活在东汉末年，那时的各种社会矛盾日益尖锐，各种冲突不断升级，导致群雄割据，战祸不断。南阳又恰在魏、蜀、吴三国的交叉点，拉锯式的战事，加之自然灾害，使其政治、经济、生产等各个方面都遭到前所未有的摧残与破坏。南阳地区疫病的猖獗，不可避免地波及张仲景的家族，正如他在《伤寒杂病论·序》中所写："余宗族素多，向余二百，建安纪年以来，犹未十稔，其死亡者，三分有二，伤寒十居其七。"百姓的痛苦与无奈，亲人的沦丧与横夭，更使他感慨伤心，也促使他勤奋学习，并在治疗常见病的同时，来研究诊治疫病的方法。因而他才自觉地"勤求古训，博采众方"，结合自己临床实践，研究出一套有效的流传千古的大法。

二、学习的方法

1. 尊师好学　因为张仲景能够尊师好学，所以才能深得其师张伯祖的信任与悉心传授，所以有诸多文献记载：张仲景"学医于同郡张伯祖，尽得其传"。张伯祖是位医德高尚、医术精湛的名医，也有说其与张仲景同族，因而张仲景才有机会跟"名师"而学习之，正如《古今医统大全》所言："张伯祖，南阳人，好方书，精明脉决，治病十全，当时所重，仲景师之。"

2. 善于向古代名医学习　正如他在《伤寒杂病论·序》中开篇即言："余每览越人入虢之诊，望齐侯之色，未尝不慨然叹其才秀也。"秦越人用综合疗法成功抢救"休克"的虢国太子，用望诊诊断"讳疾忌医"的齐侯由浅入深至死亡的过程确实令人叹服，对仲景来说这就有了学习的榜样。秦越人高超的"起死回生"之术与望色诊病的技艺对仲景影响很大，其他名家同样是仲景学习知识与经验的对象，仅在《伤寒杂病论·序》中仲景所提到的古代名医就有神农、黄帝、岐伯、伯高、雷公、少俞、少师、仲文、长桑、扁鹊、公乘阳庆、仓公等12位之多，因此向他人学习是仲景成为伟大医家的方法之一。

3. “勤求古训，博采众方” 这也最能体现仲景的学习精神。所谓“古训”，基本是指汉以前的医学文献，仅班固的《汉书·艺文志》中所载医学书目的就有医经七家，共二百一十六卷；经方十一家，共二百七十四卷，其数量和内容已相当可观。但可惜的是，到了东汉末年，大量的文献遭到兵火灾害的洗劫和摧毁，想要看到已十分不易，故必当“勤求”而方可得之。我们从《伤寒杂病论·序》中所能看到仲景所参考的书目主要有《素问》《九卷》《八十一难》《阴阳大论》《胎胪》《药录》等，实属不易，勤求古训的结果奠定了张仲景医学坚实的基础。所谓“众方”，是指汉代以前的经验之方，可以肯定的是，汉代诸多医生已开始大量应用复方为患者治病，并且数量庞大，否则不可能成为“众方”。可惜的是这些“众方”传世者极少，而近些年从考古出土的文物中发现确有许多药方，如长沙马王堆三号墓出土的《五十二病方》、甘肃武威出土的《治百病方》等。更为可喜的是，人们在敦煌医学卷中发现了有“华阳隐居陶弘景撰”的《辅行诀脏腑用药法要》（亦简称《辅行诀》）。该书不但记述其医方主要来源于《汤液经法》，而且还明确指出张仲景也曾“博采”过《汤液经法》和其他经验之方，《辅行诀》曰：“弘景曰：外感天行，经方之治，有二旦、六神大小等汤。昔南阳张机，依此诸方，撰为《伤寒论》一部”。《汤液经法》虽后世不得见，但张仲景见到过，《辅行诀》的作者陶弘景见到过，晋代名医皇甫谧也见到过，仅《辅行诀》中就有56首方与张仲景之方基本相同。加之张仲景自己所创的新方和其他经验方，因而陶弘景才下结论说：“唯仲景一部，最为众方之祖。”

在东汉以前的“古训”与“众方”这些医药知识面前，张仲景是通过不懈地“勤求”与“博采”的学习精神，来不断地充实提高自己，然后结合他丰富的临床体会，在继承的基础上不断创新，使医学理论、经验之方与临床实际有机地结合起来，熔“医经”“经方”为一炉，使理、法、方、药一线贯穿，从而建立了较为完备的辨证论治体系，也形成了有效的临床方剂学。所以，后世把张仲景著作称为“经典”，既是对张仲景医学的肯定，也是对仲景精神的肯定。

第五章　仲景文化的价值

仲景文化对后世产生了极为深远的影响。自晋代以来，仲景文化经后世诸多仁人志士不断发扬光大，延绵至今，波及海外，蔚然成为特色鲜明、内涵丰富的文化体系，其价值主要包括医学与人文价值、历史与社会价值、经济与民生价值等。直至现代，其依然是中国传统文化特别是南阳地域文化不可分离的一部分，是中医药文化的最重要、最核心的内容之一，仍然发挥着其不可替代的、独特的教化、医疗及养生等作用，在当今日益体现出其积极的文化意义和价值。

第一节　医学与人文价值

张仲景的学术思想一直是中医学发展的宝藏。六经辨证、脏腑辨证（含八纲辨证、经络辨证、三焦辨证、气血津液辨证等内容）不但广泛应用于对常见病、多发病的诊治，而且对疑难杂症及危急重症也有指导意义。张仲景“大堂行医”，其仁爱与济世的精神也一直被世人所传颂，并深刻地影响着后世医务工作者的行为，尤其是对当代构建和谐的医患关系产生着积极的作用，张仲景的学术思想及高尚品德也一直教育着后人。

一、创造源价值

仲景文化的价值，不仅本身已有难以替代的价值，更重要的在于能够启发人们的创造力，给后世学者提供一个增长智慧的平台。张仲景著作，常读常新，使人能够从中不断地生发出新的价值，保持旺盛的生命活力，正如名医岳美中所言：“法崇仲景思常沛。”

这些继承、发展与创新，或以整理校注的方式，或以论著明理的方式，或以临床实践的方式，或以带徒教学的方式，或以创立新说的方式，或以学术争鸣的方式，或以会议讨论的方式，或以翻译转述的方式，从诸多层面体现。人们从张仲景学术中发现新的价值，扩大应用范围，治疗多种疾病，包括新发生的疾病，取得良好的疗效。

自宋、金代以来，关于继承发扬张仲景医圣文化的各类著作日渐增多，至清末已达1 000余种。现在，不仅国内关于继承发扬仲景文化研究的各类著作与日俱增，海外的继承发扬张仲景学术著作亦为数不少，仅日本就有百种以上。发表于我国各类杂志上的研究论文数万篇，数量之多是中外医学史上所罕见的。并且对张仲景著作研究在现代又有加速扩大之趋势，从而生发更多的价值。这充分说明张仲景学术有着巨大的价值，取之不尽，用之不竭。

二、临床价值

张仲景的辨证论治理论体系，一直有效地指导着临床，古今临床大家无不尊崇张仲景思想，善用张仲景方药，且尊张仲景之方为“经方”。由于使用经方常有桴鼓之效，故历代诸多医家喜用经方，被称为“经方派”。近现代以来，通过深入研究经方，多次反复临床、动物实验研究，进一步从现代科学角度证明了经方的确切价值。经方成药如金匮肾气丸等，一直是中成药房的必备药、常备药、畅销药。在日本厚生省所承认的210个汉方中，张仲景经方占88个，如小柴胡汤、八味肾气丸等。经过历代医家发扬光大，经方已不局限于治疗张仲景所述之疾病，现已广泛用于治疗多种疾病。从古到今经方为人类的健康发挥了巨大的作用，并将继续下去。

三、示范价值

张仲景经方，配伍精当，义理精深，疗效卓越，给后世以不尽的启示，激发了历代医家强烈而持久的研究兴趣，为后世医学的发展起到示范作用，甚至超过其实用价值。因经方数量有限，故须掌握组方规律及理论精髓，只有将其思想推而广之，才可超越有限经方，应用于更多疾病。犹如通过例句学会了语法，则可以自由地组成无限的句子。所以《伤寒杂病论》虽被归于方书，而历代医家对其并不只是作为方书，而是作为经典反复研究，意在探求其立方之意、组方之则，从中得到启示，以应用于实践，实现其示范价值。

历代医家通过长期分析经方，学习其组方规律，发现了许多有示范价值的组方思路，如相反相成、辛开苦降、制性存用、反佐等，用于实践，取得良好的效果。然经方义理精深，至今亦未能全部发现掌握张仲景立方之意，已经揭示者可能只是冰山一角，所以发掘经方的示范价值将是一个漫长的过程。经方之示范价值将长期存在，激励人们不断地探索、发现。

四、衍化价值

所谓衍化价值，即经方可以进一步衍化为众多有效方剂的价值。由于张仲景经方疗效确切，组配严谨，为历代医家所推崇。在运用经方的过程中，根据经方组方思路以及病情需要，历代医家通过加减药味、改变药量等方法，以经方为核心、为祖方，衍化派生出了许多有效方剂，如六味地黄丸、麦味地黄丸、杞菊地黄丸等地黄丸系列。经历代医家的努力，这些经方衍化方已经发展为数量众多的一类方剂，可称为经方、族方。直至今天，对经方的衍化仍在继续，其数量仍继续增加，经方之衍化方已经并继续在临床上发挥着重要的作用，有重要的医疗价值。

经方之所以有近于无穷的衍化潜力，在于经方药味虽相对简略但内涵深厚，高度凝聚着中医方剂配伍的精义，充分体现了中医方剂配伍的规律，这就给后世医家提供了良好的衍化基础。

五、教育价值

张仲景的《伤寒杂病论》问世以后，备受历代医家推崇，其人被尊为“医中之圣”和“犹儒家之孔子”；其著作被誉为“字字珠玑”“最为众方之祖”。明代李濂《医史》中称仲景之书：“自汉魏迄于今，海内学者，家肄户习，诵读不暇，如士子之于六经然。”可见张仲景其人其书的社会地位与影响，同时也呈现出巨大的教育价值。

1958年，新中国成立了第一批中医高校，开始编写教材。1960年，人民卫生出版社出版了由北京、上海、广州、南京、成都五所中医学院联合编著的中医学院试用教材共17种，在这些中医教材前言中讲道：本教材取材于四部古典医籍——《黄帝内经》《神农本草经》《伤寒论》《金匮要略》和历代名著的基本内容，并密切结合各个学院的教学和临证实际经验，用现代语言尽可能全面和系统地介绍了中医学知识。其明确指出“四部古典医籍”的书名及其在高等中医教育“教学内容”中的地位和方法，而且《伤寒论》和《金匮要略》后来也成为中医本科教育的必修课程。《伤寒论》和《金匮要略》是我国现存最早、最完整的临床医学专著，并且在中医研究生教育中成为基本学科，《伤寒论》《金匮要略》专业的硕士生、博士生教育依然是中医研究生的热门专业。读《伤寒论》、学《金匮要略》在中医继续教育中仍发挥着不可替代的作用，彰显出巨大的教育价值。

第二节　历史与社会价值

中国有许多历史文化名城，这些城市不仅是因其有悠久的历史而成为名城，而且是因其有历史文化名人而闻名于世。这些历史文化名人身上反映出当时的历史印迹，有许许多多令人感动的故事，对这个城市的人们产生了历史的和现代的影响。张仲景就是南阳市历史文化名人的代表之一，他的人、他的事在社会上产生了巨大的影响，不但在保障人们生命健康方面有着巨大的价值，而且在构建和谐社会方面也同样有着巨大的价值。

一、历史价值

研究张仲景就不能不研究张仲景所处时代的历史，就不能不涉及成就张仲景的社会、环境、文化等因素，特别是张仲景医学的发展史成为整个中医学发展的一条主线，因而仲景文化的历史价值也就不容忽视。

汉代的南阳，农业、手工业、商业、政治、经济、文化昌明隆盛，悠久而丰富的文化哺育出众多杰出人物，张衡、张仲景等为杰出代表，唐代大诗人李白对南阳发出“此地多英豪，邈然不可攀”的感慨。

至东汉末年，南阳则处于魏、蜀、吴三国拉锯战的前沿，屡遭战乱，加之疾疫流行，民不聊生，以致出现“家家有僵尸之痛，室室有号泣之哀，或阖门而殪，或复族而丧”的令人恐惧的悲惨景象，张仲景的家族也未能幸免。

汉代以前，中国医学发展已有相当的规模，有丰富的“医经”理论和“经方”经验。加之南阳独特的地理位置，产2 000余种中草药，张仲景又“用思精”善于拜师学习。

上述这些条件为张仲景成就大业奠定了基础。在他有所成就之时，张仲景被推至长沙太守任上，他的济世为民的人道精神被继续发扬着。张仲景在任长沙太守期间，在料理政事之余，时常在大堂上为百姓诊病，挽救无数生命。张仲景所处的时代，是等级森严的时代，而他官居太守，能在大堂上为百姓设案诊病，堪称惊世骇俗之举。在封建社会，做官的不能入民宅，也不能随便接近普通老百姓。可是百姓的病痛又不能视而不见，这怎么办呢？他想出一个办法，择定农历每月初一和十五两天，大开衙门，不问政事，让有病的群众进来。他堂堂正正地坐在大堂之上，挨个仔细给群众治病。时间久了，形成惯例。每逢农历初一、十五的日子，他的衙门前就聚集了许多来自各方的患者等候看病。其爱民之心、救民之为并非一般人所能做得出来的。后人把在药铺里施医治病的地方称为“堂”，常在药店之中请一大夫坐诊以方便患者看病，称为“坐堂”，如北京的“同仁堂”、杭州的“胡庆余堂”、山东的“仁济堂”、南阳的“仲景堂”等，皆缘于张仲景行为而来，由此可见其开创的坐堂行医行为影响之大及历史价值。

在张仲景故里，家乡人们为了纪念这位伟大的医学家，在南阳市东郊建立了“医圣祠”。这里香火不断，成为人们朝圣祭祀之地；这里游人如织，成为中医药文化教育基地。可以毫不夸张地说：一座医圣祠，半部中医史，也是南阳历史文化名城的标志之一。

二、社会价值

张仲景医药文化不仅在中国，而且在整个华人世界乃至日本、韩国及东南亚地区都享有极高的声誉和影响，既具权威性又具唯一性。张仲景中医药文化在传承的 1 800 多年里，融合传统中医药文化与现代文化，成为中医药文化的一个标志，不但能够治疗一些现代西医学仍无法解决的疑难杂症，又能用这种人性化的最高标准为广大百姓服务，为中国人民乃至世界人民的卫生保健事业服务。济世为民、辨证论治，以及针灸、推拿、草药、养生……博大精深的张仲景医药文化正在吸引更多的海内外人士“拜师入门”。除每年有数千名海外留学生远赴中国攻读中医专业外，全球多个国家和地区开设的孔子学院所提供的专业中医教学课程，也越来越受到外国人的欢迎。

张仲景的著作在国外特别是日本，产生了很大影响。明万历二十七年（1599 年），江苏常熟著名藏书家赵开美偶然得到北宋刻本《伤寒论》十卷，大喜过望，将此书收刻于《仲景全书》中。此后不久，赵开美本的《伤寒论》就东传日本，受到广泛重视，对日本临床医学发展起到重大推动作用。1668 年、1715 年、1756 年，日本多次对《伤寒论》进行翻刻，培养了一批著名的《伤寒论》文献专家与临床专家，编写了一批高质量的学术著作。

日本的汉方医学尊《伤寒杂病论》为圣经，凡使用张仲景著作中的原方制成的药，药检局一律给予免检的最高待遇。就连日本一些著名中药制药工厂，如小太郎、内田、盛剂堂等出品的中成药（浸出剂）中，伤寒方也占 60% 以上（还有一些很明显是伤寒方的衍化方）。而且他们在生产药剂时，完全按照张仲景的原方配伍。

日本厚生省批准生产的汉方药仅限于张仲景的 210 种经方，其中 147 种被批准为“医疗用药品”，可以在医院中使用，其余 63 种为“一般用医药品”，可以在药店柜台销售。日本东洋医学会会长寺师睦宗曾指出：“张仲景的医学思想是二十一世纪医学最先进的思想。”

此外，张仲景经方也被韩国广泛应用于临床医疗诊治中。最近几年，韩国多次派出中医药留学生到南阳的高校，学习张仲景医药学理论。

泰国的“中医热”正在升温，自 2000 年泰国政府正式批准中医行医合法化以来，在泰国各大城市，用张仲景经方为患者诊治的中医诊所如雨后春笋般出现，而药店柜台上中医药的种类也越来越多。

在欧美国家，张仲景方剂的神奇功效也受到越来越多人们的关注。2008 年 8 月 1 日，南京中医药大学基础医学院名誉院长、博士生导师，江苏省名中医黄煌，应邀赴美国马萨诸塞州艾莫斯特镇，为英、美两国的 30 多名医生做了《张仲景药证与经方》的学术报告，受到热烈欢迎。

美国华盛顿大学医学院教授包德默曾感慨地说："爱因斯坦创立了相对论，可早在 1 800 年前，张仲景就已经把相对论的原理运用到实践中去了，张仲景是全人类的骄傲。"可以这样说，张仲景学说为中华民族的繁衍昌盛做出了不朽的贡献，也必将推动世界医学走向更大的辉煌。

美国前总统里根的保健医生哈德森博士，专程到医圣祠仲景墓前，他赞扬道："张仲景创立的学说，是东方医学的宝库，也是世界医学的宝库。"

在中国，仲景文化的社会影响更是无人可比。国家级有仲景学说专业委员会，许多省也有相应的仲景学说研究机构。在医圣故里南阳有张仲景学说研究会、张仲景传统医学研究会、张仲景基金会等学术团体和机构。南阳城东温凉河畔，人们为纪念张仲景而建的医圣祠，虽屡毁屡建，但终成现在的规模，成为人们心中的圣地。还有许多以"仲景"名字命名的企业、科研院所，甚至商店、路桥等，成为南阳市一道亮丽的风景线。每年张仲景诞辰日在医圣祠举行隆重的纪念仪式，人们自发从四面八方络绎不绝地来此朝圣，更体现了这种社会与文化价值。人们通过怀念仲景盛德，传承仲景精神，陶冶情操，坚定信心，完善高尚人格。

第三节 经济与民生价值

一个地域文化与经济若能有效融合，则必然会迸发出巨大的创造力，能够极大地推动区域经济又好又快地发展。一种特色文化是人类历史的财富和底蕴，是社会文明和谐的基石，是城市时代强音和竞争力，是一个民族生存与发展的灵魂。仲景文化既是一个地域文化，又是一种特色文化，因而具有巨大的经济与民生价值。

一、经济价值

仲景文化对中国人民一千多年来的卫生保健和防病治病起到了重要作用，继承和传承张仲景文化，不但可以促进南阳市文化产业和事业的大发展，而且对中医药走向世界、为世界人民服务也必将起到重要作用。与张仲景相关的医药品牌涉及医院、制药、种植、加工、营销、养生、文化、旅游等各个方面，其每年的产值数以百亿计，产生了巨大的经济效益，促进了区域经济的发展。

近年来，作为医圣张仲景故里的河南省南阳市，积极实施"张仲景医药创新工程"，把中医药产业作为全市新的经济增长点和特色优势产业强力培育，使中医药产业呈现出强劲的发展势头。"十大中药材种植基地"项目的发展，使南阳的"伏牛山牌"山茱萸的产量占全国总产量的 80%，居全国之冠，"裕丹参""桐桔梗"和"宝天玉兰牌"辛夷花的质量和产量都位居全国前列。

南阳市按照中药材生产管理规范（GAP）的要求在建立种植基地方面有了新突破，有力推进了产业化经营。作为南阳中药工业龙头的河南宛西制药股份有限公司，已跻身全国中药生产50强行列。该企业在示范带动方面已做出了一些成绩，他们在西峡按GAP标准，建立20万亩山茱萸生产基地，以“公司+基地+农户”的模式进行经营，并从河南农业大学等科研院所招聘了一批技术人员。基地的技术服务体系、购销体系已初步完备，其主导产品“仲景牌”六味地黄丸在国内市场的占有率达35%。据统计，目前南阳市人工种植的中药材品种达150多种，其中山茱萸、辛夷花、桔梗、丹参等30多种优质地道药材种植面积达200万亩，年产值达30亿元，约占全市农业总产值的5%。

从2002年开始，南阳市每年一届的“张仲景医药科技文化节”影响日益广泛，社会与经济价值日益突显。与节会有关的经贸往来、招商洽谈越来越频繁，每年节会期节的合同、协议金额都在数十亿元，拉动地方经济的发展。包括种植、加工、餐饮、养生、旅游等行业也因注入仲景文化而充满活力，这些无疑也是仲景文化价值的重要组成部分。

二、民生价值

在仲景文化中，无论是理论体系、学术思想，还是医德文化与仲景精神，其核心价值就是他一贯倡导的以人为本的价值取向，具体来讲就是贯穿他济世救人生涯的民生理念，强调以人民群众的生命健康为根本，从疾病的预防、治疗、护理及养生保健等各个方面体现这一价值观。

肖纲在《劝医论》中说：“天地之中，唯人最贵，人之所重，莫过于命。”孙思邈在《千金要方》当中提出著名观点“人命之重，有贵千金”，所以才在其《大医精诚》中对医生提出了很高的要求。因为一个人的生命之所以是他自己最根本、最宝贵、最有价值的东西，就是因为他的生命能满足他最主要、最根本、最大的愿望——生存与生活。这种愿望得到满足，才能够感觉到快乐与幸福。

张仲景在《伤寒杂病论》的序言中特别痛心地列举出“不惜其命，若是轻生”的世人，只知道“唯名利是务”“不顾根本，忘躯徇物”“充饰其末，忽弃其本”，其结果“进不能爱人知人，退不能爱身知已”，基本的生命都没有了，还谈什么荣势。他也痛斥社会上的庸医“不念思求经旨”“始终顺旧”。批评那些不负责任的医生“省疾问病，务在口给，相对斯须，便处汤药。”这样无论如何也不可能正确诊断与治疗疾病，也就不可能济世救民。他的这些观点与忠告，在当今社会仍不失其警醒作用。

所以，张仲景关注民生，不是一个空洞的口号，也不是一个简单的结论，而是实实在在地做，以求达到“上以疗君亲之疾，下以救贫贱之厄，中以保身长全，以养其生”的目的。他不但能“大堂行医”，而且能够倾其所学，传之后人。其对影响民生的健康问题的远见卓识至今仍有其极高的价值，如对人体未病、已病、病发的理念和方法来说：未病之时要从顺时养生、饮食养生、运动养生等方面入手，力争不得病、少得病、缓得病；已病之时要寻根求源，透过现象看本质，尽量早知道、早干预、正确治疗；病发之时要根据外感内伤的发病传变规律，整体调治、辨证论治、防止传变、防止加重、促进病愈，且在愈后防止复发。这可以说是从医学的角度来体现出仲景文化的民生价值。

第六章　仲景文化的影响

第一节　文化的认知

文化既是一种社会现象，又是一种历史现象，是一个国家或民族的历史、地理、风土人情、传统习俗、生活方式、文学艺术、行为规范、思维方式、价值观念等的呈现面貌。广义的文化，着眼于人类与一般动物、人类社会与自然界的本质区别，着眼于人类卓立于自然的独特的生存方式，其涵盖面非常广泛。狭义的文化，排除人类社会历史生活中关于物质创造活动及其结果的部分，专注于精神创造活动及其结果，主要是心态文化。我们所说的文化是指广义的文化，指的是人类在社会历史发展过程中所创造的物质和精神财富的总和。它包括物质文化、制度文化和心理文化三个方面。具体来说，广义的文化包括四个层次：一是物态文化层，由物化的知识力量构成，是人的物质生产活动及其产品的总和，是可感知的、具有物质实体的文化事物。二是制度文化层，由人类在社会实践中建立的各种社会规范构成，包括社会经济制度婚姻制度、家族制度、政治法律制度、家族、民族、国家、经济、政治、宗教社团、教育、科技、艺术组织等。三是行为文化层，以民风民俗形态出现，常见于日常起居动作中，具有鲜明的民族、地域特色。四是心态文化层，由人类社会实践和意识活动中经过长期孕育而形成的价值观念、审美情趣、思维方式等构成，是文化的核心部分。心态文化层可细分为社会心理和社会意识形态两个层次。

文化是生命衍生的具有人文意味或生命意味的现象，是与生俱来的。文化是一种生命现象。文化本不属人类所独有，我们更应该以更开放和更宽容的态度解读文化。仲景文化是一个内涵丰富、外延广泛的语汇，凡是因张仲景学术思想及人格精神而衍生出的物质或精神层面的影响，均应被纳入仲景文化的泽被后世范围之内。

第二节　仲景文化与医学高等教育

文化与教育密不可分，仲景文化彪炳千秋，尤其是对当代医学高等教育的形成与发展至为重要，其中最值得称道的是张仲景国医大学的诞生。张仲景国医大学是在党中央关于经济体制改革和教育体制改革方针指引下，由河南省著名主任中医师赵清理教授倡导创建的。该校经河南省人民政府批准，1985 年 2 月 6 日在张仲景故里南阳建立，1986 年 1 月获国家教委正式备案。为弘扬仲景伟业，增强研究仲景学说的凝聚力，学校特以医圣张仲景的名字命名。

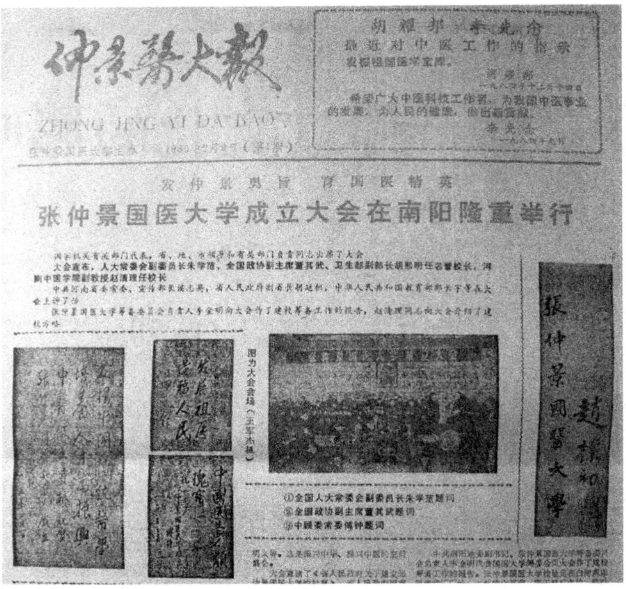

仲景醫大報

ZHONG JING YI DA BAO

发仲景英旨　育国医精英

张仲景国医大学成立大会在南阳隆重举行

1985 年 2 月 9 日第一期《仲景医大报》

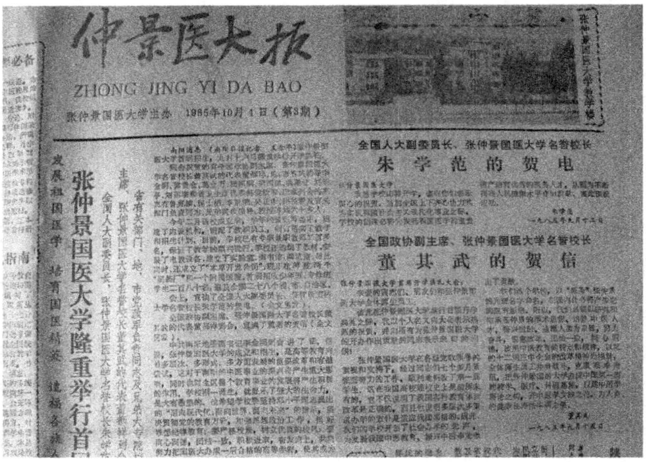

仲景医大报

ZHONG JING YI DA BAO

张仲景国医大学出版　1985年10月1日（第3期）

全国人大副委员长、张仲景国医大学名誉校长

朱学范的贺电

全国政协副主席、张仲景国医大学名誉校长

董其武的贺信

1985 年 10 月 1 日第三期《仲景医大报》

张仲景国医大学建校之初，学校性质为公办民助。其办学宗旨是：按照党的教育方针和中医政策，遵循中医教育的特点和规律，切实改革中医教育，确保教学质量，做到“三个面向”，努力办成具有中国医学教育特色的新型大学，为人民的卫生保健和社会主义建设事业培养高级中医人才。学校的名誉校长由全国人大常委会原副委员长朱学范、全国政协原副主席董其武和卫生部原副部长兼国家中医药管理局原局长胡熙明担任。学校实行校长负责制，第一任校长由赵清理担任。当时，学校占地面积 96 671 平方米，房舍建筑面积 25 000 平方米，固定资产总值 890 万元，图书馆藏书 5. 5 万

册，教职工 172 人。学校开设有中医专修班、专科班、少年班三个班级。

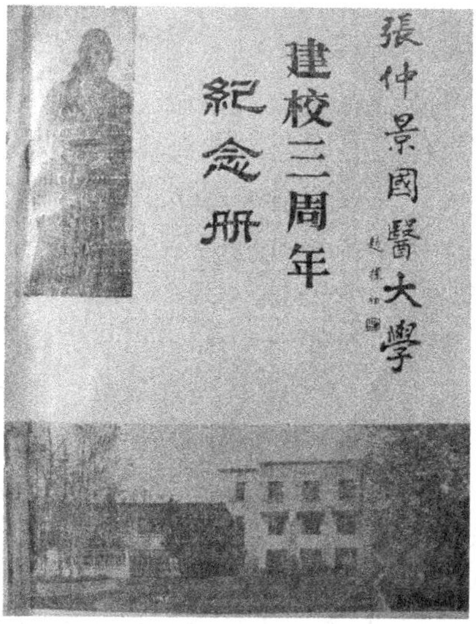

张仲景国医大学建校三周年纪念册

随后经过几十年的持续建设，张仲景国医大学沐浴着医圣的荣光，逐步发展成了蜚声海内外的一所医学高等院校，在培养祖国医学人才方面发挥了重要作用。如今，南阳医学高等专科学校秉承医圣恩泽，办学成效显著，正朝着本科医学教育的方向阔步前行。

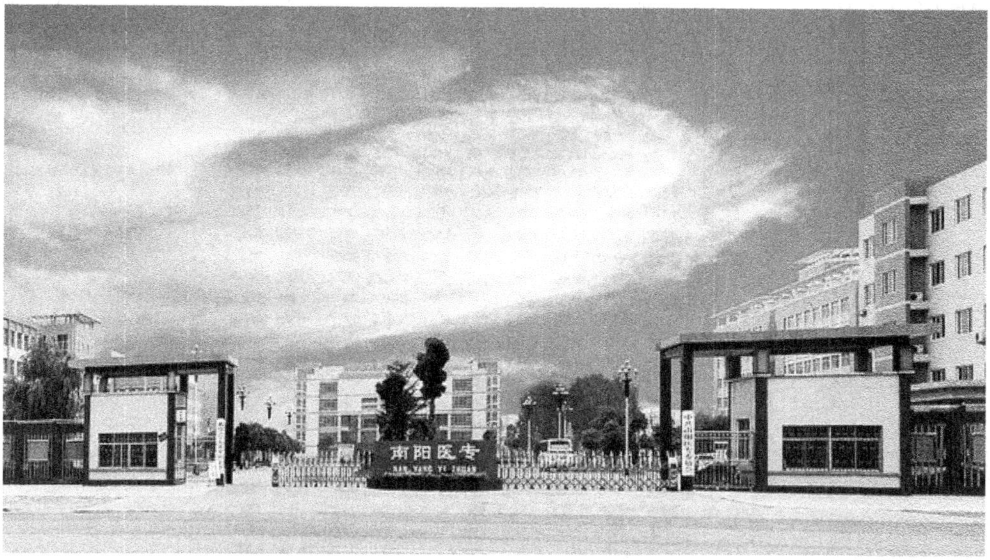

南阳医学高等专科学校

第三节　仲景文化与书法艺术

中医学是中华优秀传统文化的重要组成部分，以书法艺术表现中医学是中国文化独特的表达方式，中医古籍流传史上处处都铭刻着书法的烙印。这种医文一体的现象，既灌注着中国文化的鲜活血液，又凝聚着中医人的智慧和创造，是中华民族灿烂文化中的瑰丽奇葩。中医与书法存在着千丝万缕的内在联系，有着共同的文化、哲学、社会学基础。自古文坛中，知医术者众也，“唯儒者能明其理，而事亲者当知医也”（《四库全书总目提要》）。掌握一定的医学知识以事亲事己、延年益寿，曾经是文人们竞相追随的时尚之举，自古医坛中，识书法者众也，“学书用于养心愈疾，君子乐也”（《瓯北医话》）。书法对健康长寿的作用，早为医家们领会。他们济世活人的高尚医德、高超医术和记录他们成就的大量著述及医案中散发出的诱人芳香，正是由其心意与墨韵熔为一炉的书法艺术的另一种形式的表述。东晋著名医家葛洪，翰墨传世；南朝名医陶弘景，丹青照人；药王孙思邈，被誉为医中书法巨擘；医家傅青主，被尊为“清初第一写家”……近代名医中，兼长书法者更大有其人，恽铁樵、萧龙友、曹颖甫、秦伯未、程门雪、施今墨等曾留下柳体颜骨雅风；现代名医中，善于书法者也不胜枚举，任应秋、姜春华、关幼波、邓铁涛、路志正、颜德馨等也写出龙飞凤舞之神韵。

在中国医药文化史上，最为后世敬仰的至圣先贤，莫过于张仲景了。自明代为张仲景建祠以来，拜谒祭祀，历经数百年而不衰；文人雅士、迁客骚人、朝野名流，在瞻仰医圣祠后，纷纷敬献匾额、楹联，留下墨宝。在20世纪80年代重修医圣祠及建立张仲景医史文献馆后，国内外各界人士纷至沓来，题字赠书，以至于医圣祠内有梁皆匾、有楹必联，讴歌医圣功德，弘扬中华文明。具有代表性的题刻如下。

1. 近代医学大家任应秋为医圣祠题词

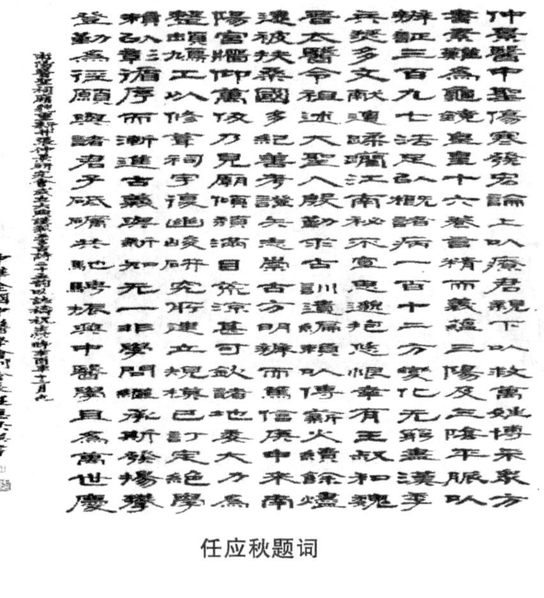

任应秋题词

2. 全国人大常委会原常委、著名医学家董建华为医圣祠题词

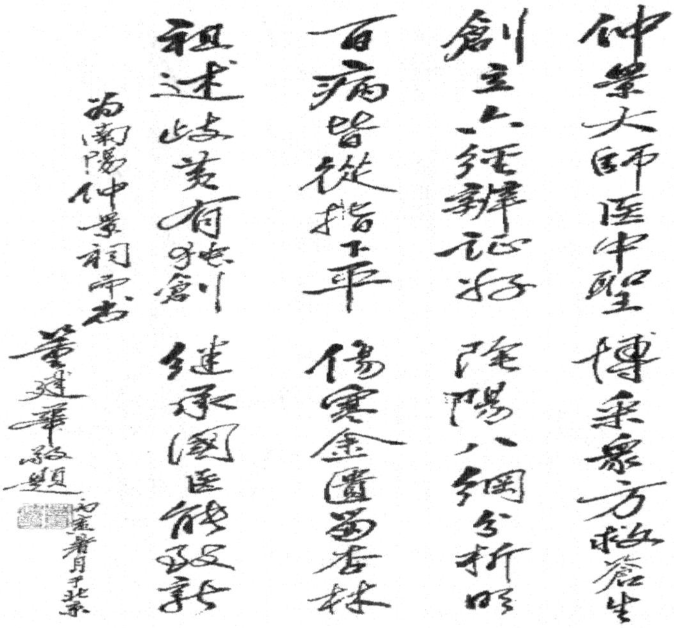

董建华题词

3. 单士元等为医圣祠题词

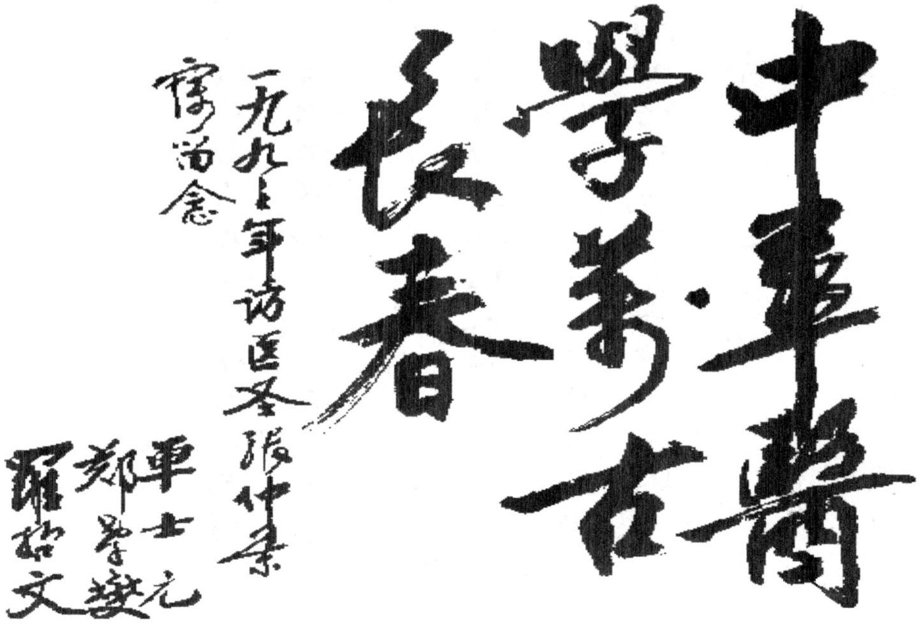

单士元题词

4. 国医大师邓铁涛为医圣祠题词

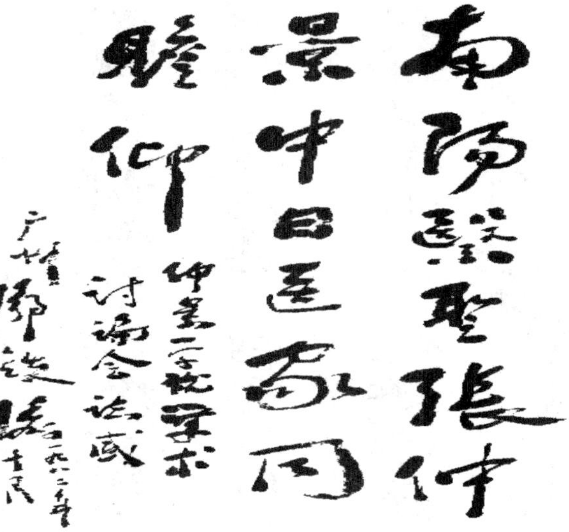

邓铁涛题词

5. 伤寒大家刘渡舟为医圣祠题词

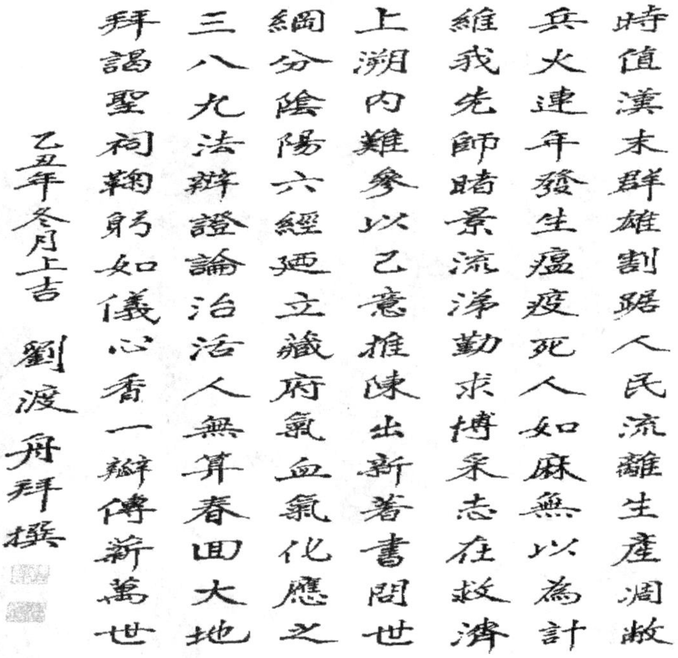

刘渡舟题词

6. 全国人大常委会原副委员长谭震林为医圣祠题词

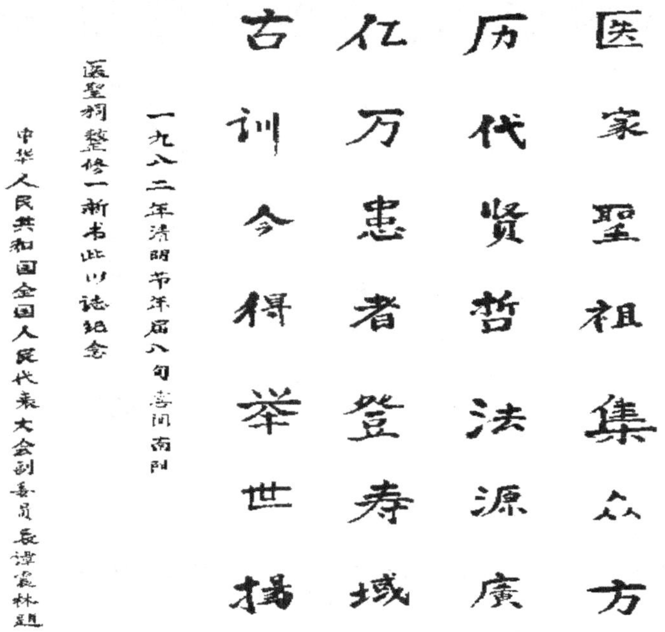

谭震林题词

7. 著名作家姚雪垠为医圣祠题词

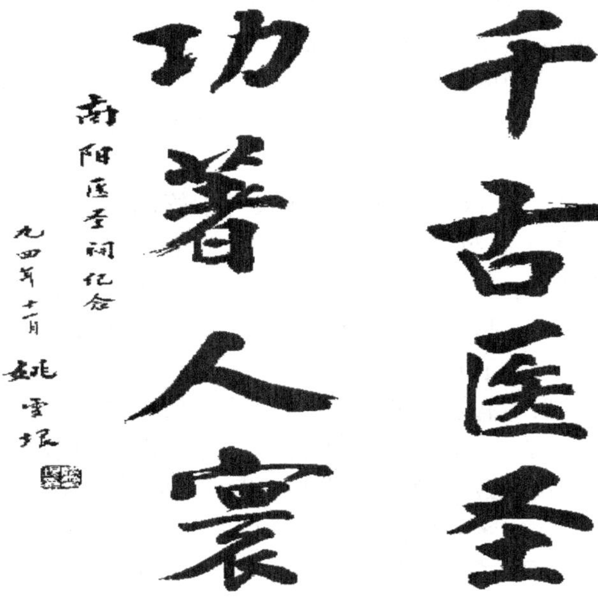

姚雪垠题词

8. 著名作家郭沫若为医圣祠题词

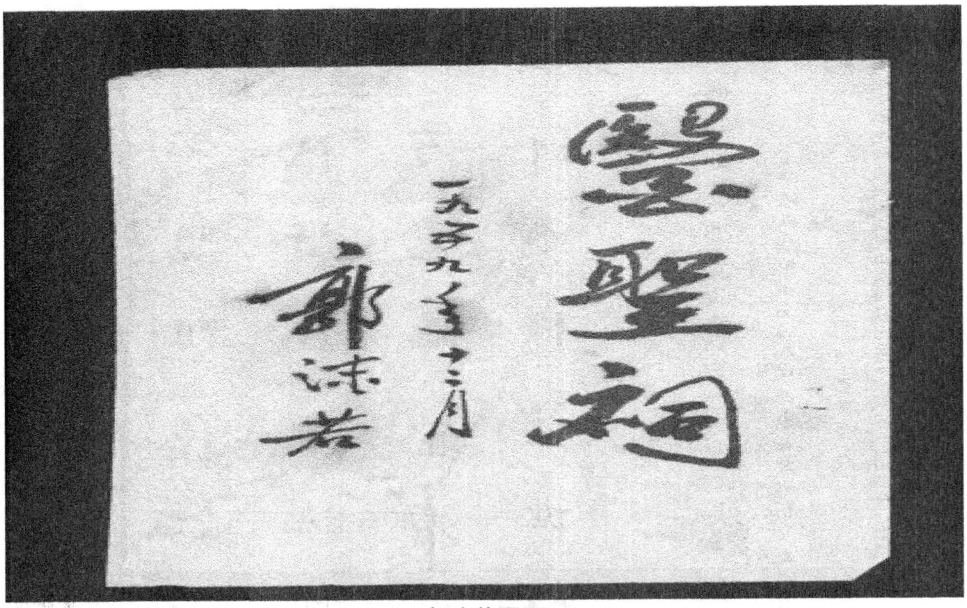

郭沫若题词

第四节　仲景文化与雕塑艺术

张仲景深受我国人民和世界各国医学界人士的敬仰，所以，关于他的画像及塑像很多。这些作品从不同的艺术形式和不同的艺术手法上表现了张仲景的时代风格、历史背景、渊博的知识、高超的技术、优良的医德和对人类医学做出的卓越贡献。虽说各家对张仲景造像有不同的看法，但都是对张仲景的仰慕之心和对我国中医药文化的歌颂之情的表现。

现存张仲景的画像及塑像遍及我国各地及日本等国。代表性的有：日本橘春晖1946年张仲景造像（宋氏海煦楼藏），明代张卿子参注伤寒论木刻像，明代北京药王庙塑像、北京先医庙画像、广东省药王庙塑像（乾隆年间），北京同仁堂医药祖师像、王吉民、伍连德中国医史半身侧面像（英文本）、蒋兆和画像、宋大仁中国伟大医学家画像、医圣祠现存日本矢数道明赠张仲景像。

此外，在宛西制药股份有限公司南阳总部，有一面长189米、高10米的“仲景之光”紫铜浮雕墙。该浮雕整体浇铸于宛西制药股份有限公司的阁楼之上，气势恢宏，堪称目前同类雕塑的全国之最。“仲景之光”紫铜浮雕墙，运用中国最传统的锻铜制造工艺，由紫铜制作，内容以张仲景生平经历为主线，用5个字概括张仲景的一生：志、学、医、药、论，生动再现了医圣张仲景悬壶济世、著书立说的光辉人生。

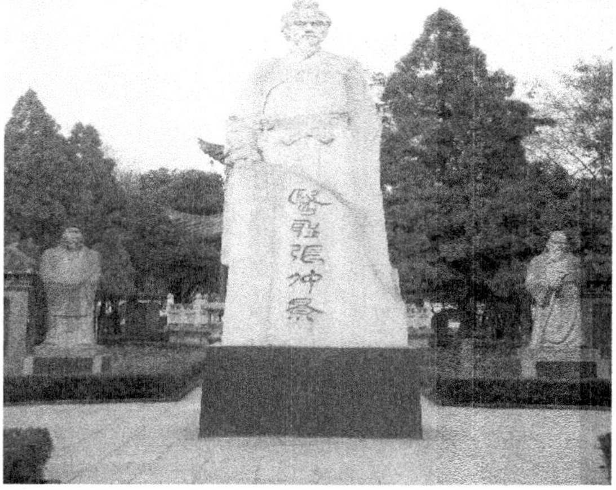

张仲景塑像

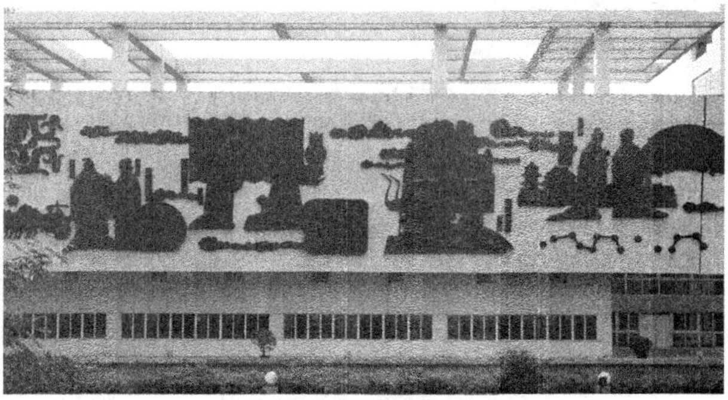

“仲景之光”紫铜浮雕

第五节　仲景文化与建筑艺术

一、医圣祠

医圣祠位于河南省南阳市城东温凉河畔，也是东汉医学家张仲景的墓址所在地，现占地面积 12 030 平方米，其中房屋建筑面积 6 669 平方米，含各式房屋 136 间。墓祠古建筑群占地 3 200 平方米，馆藏器具文物 104 件（套），古籍书刊文献 1 万余册。医圣祠 1988 年 1 月 13 日被国务院公布为第三批全国重点文物保护单位，2006 年被授予国家 AAA 级旅游景区，2008 年被授予全国中医药文化教育基地。

医圣祠大门具有汉代建筑风格，布局严谨、巍峨壮观，屋顶金黄色的琉璃瓦光彩夺目。位于中轴线的建筑有大门、照壁、仲景雕像、纪念碑亭、山门、冢墓、过殿、正殿。两则有双阙，古代医学家塑像群，东碑碣廊、西画像廊、春台亭、秋风阁、仁术馆、仲圣堂、智圆斋、寿膳堂、东西偏殿等。古代医学家塑像群，分别雕塑了医和、王叔和、华佗、李时珍这四个中国不同历史时期的大医学家。

医圣祠由来已久，见于文献记载的有《南阳县志》：“宛郡东高阜外……有仲景故宅，仁济桥西有仲景墓。”另据明代《汉长沙太守医圣张仲景灵应碑》载：“南阳城东仁济桥西有圣祖庙，十大名医中塑有仲景先生像”。清代《重修医圣祠门楼碑记》载：“药王之庙遍寰宇，圣之祠则唯南阳有焉”。清末曹德宇编绘的《医圣祠图志》中载，整个祠宇包括正、偏两院，正殿塑有张仲景像及历代名医像，偏院有“医圣井”“医圣桥”“素问亭”“内经楼”等，内经楼藏书极多，每年上元（元宵）、重九两节这里为香火大会，盛极一时。

现在，医圣祠建筑群部分建筑已经修复。修复后的医圣祠，双阙崔巍，山门壮观。两廊各镶百余幅仿汉画像石刻《历代名医像》和《张仲景画传》，仿古而不泥古，创新而不媚俗，设计大方，雕工精良，令人观而忘返。宽广的祠院，亭台辉映，花木喜人，显得清静而肃穆。后院保留的古代四合院，虽修葺一新，但仍不失其古朴典雅之风格。陈列的医史文物和文献，不仅内容丰富，而且陈列设备和表现手法新颖大方。自医圣祠修复开放以来，中外游人络绎不绝。

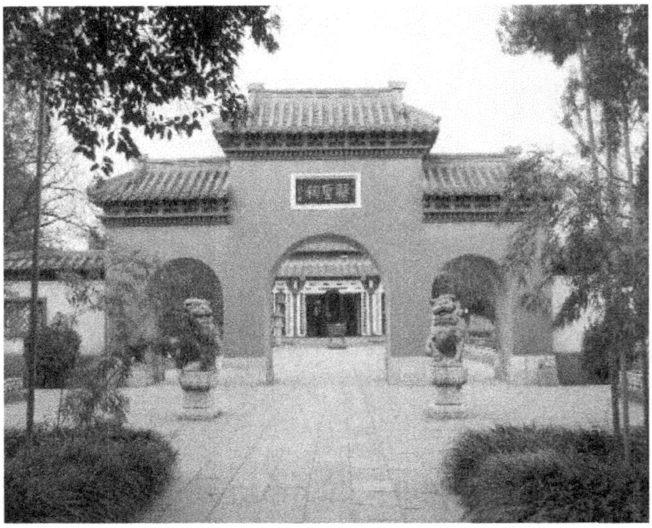

医圣祠山门（一）

1. 医圣祠汉阙大门 登上九级踏石，迎面而立的是一对高大雄伟的仿汉子母阙，门阙既可登高望远，又是权威的象征，阙身下面镶嵌着一对朱雀，西南而立，展翅欲飞，象征着方位和吉祥。在宏伟壮丽的金黄色琉璃瓦的映衬下，正门上方有郭沫若先生题写的“医圣祠”三个大字，苍劲有力，熠熠生辉，显得更加庄严肃穆。朱漆大门上装饰着重约一百五十千克的青铜“辅首衔环”，象征着雄伟和威严，这是世界上最大的辅首衔环。辅首是安装在大门上衔门环的一种底座，它是中国传统的大门装饰，又称门辅。传说辅首是龙的第九个儿子，性好静，警觉性极高，善于严把门户。辅首所衔之环为门环，原来的作用是客人来访敲门之用，后来演变为一种装饰性建筑，象征着威仪。

2. “医圣”张仲景铜像 缓步进入前祠，只见雕梁画栋，崇楼高阁，绿树翠竹，清雅密静。整个布局独具匠心，格调高雅，仿佛走进了一个多年前的汉室憩院，耳目

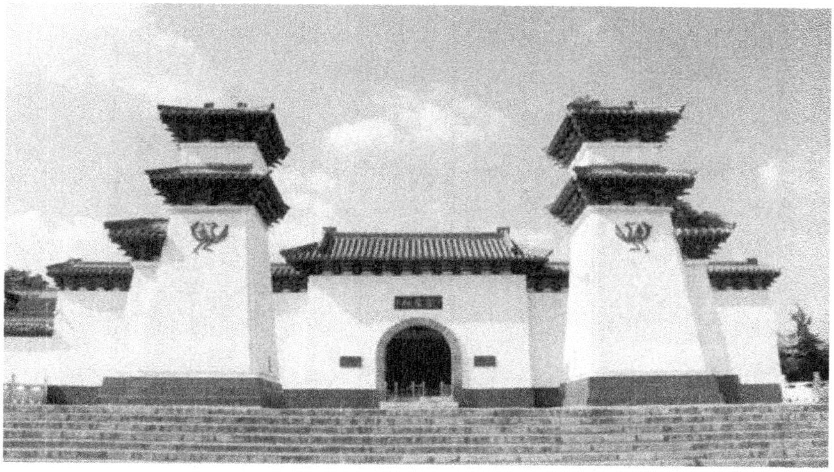

医圣祠大门

为之一新。抬头望去，可见庭院中间矗立着一尊高大的医圣张仲景铜像，凝眉深思，忧国忧民之情溢于眉宇之间，令人肃然起敬。

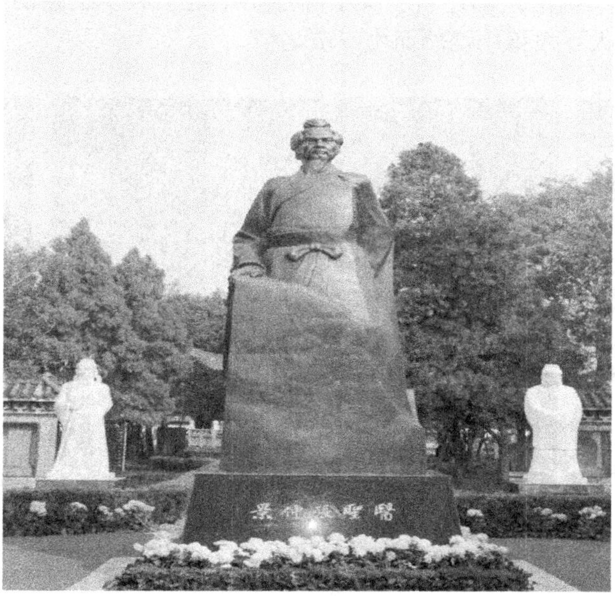

张仲景铜像

3. 拜殿　沿青石大道前行，穿过一座高大宏伟的朱红色三孔拱形山门，便来到后祠。迎面就是医圣长眠的墓地，汉代风格的拜殿和墓亭前后攀连，结为一体，给人们清雅肃穆之感。

4. 照壁　步入门庭，首先映入眼帘的一块巨大的照壁，其由一块完整的石料制成，长宽各为3.5米，为当代碑林所罕见。照壁的正面刻写的是黄竹斋先生撰写的《医圣张仲景传》，生动地描述了张仲景光辉的一生和对中医事业做出的巨大贡献。

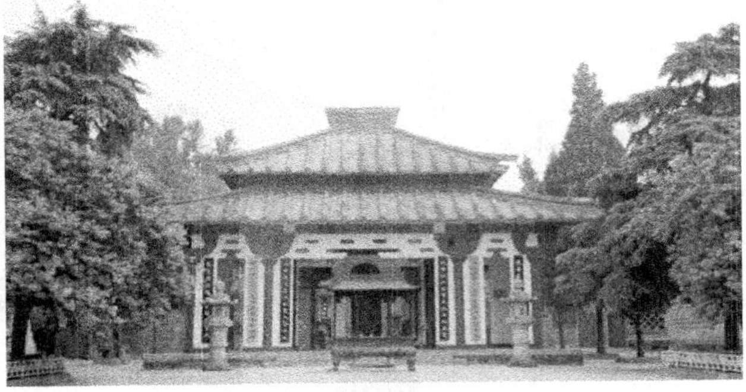

医圣祠拜殿

两侧是著名学者任应秋教授题写的一副对联，上联是“阴阳有三，辨病还需辨证”。下联是“医相无二，活国在于活人”。“阴阳有三”，就是中医上所说的三阴三阳；“辨病还需辨证”是说，要想治好患者的病，必须依照辨证论治的学说，找出病的根本原因；“医相无二”是说，医生、宰相没有区别，医生治人，宰相则治国；“活国在于活人”是说，要想把国家治理好，首先要把人治好。照壁的背面刻写的是张仲景亲自拟定的《伤寒杂病论》的序言，文中陈述了他走上医学道路的原因。照壁前后相映，浑然一体，使人在肃穆中油然而生崇敬之情。

医圣祠照壁（一）

5. 十大名医像　庭院的绿树丛荫中还耸立着十大名医塑像。他们情态各异，有的长须拂胸，慈眉善目，有的清癯冷隽、灵秀聪睿，表现了医学家们为中医学发展不辞劳苦，呕心沥血的动人情景。

6. 东、西长廊　院内两侧的东西长廊，分别镶嵌着《张仲景组画》《历代名医评赞》《历代名医画像》石刻200余方。

（1）东长廊：其镶嵌的是《张仲景组画》，这组史画是以汉代画像石刻的艺术再现了张仲景当年下荆襄、登桐柏、赴京洛、涉三湘，“勤求古训、博采众方”，终成“万世医宗”的辉煌一生。张仲景时代的“神医”华佗，称颂张仲景著作“此真活人书也”；唐代

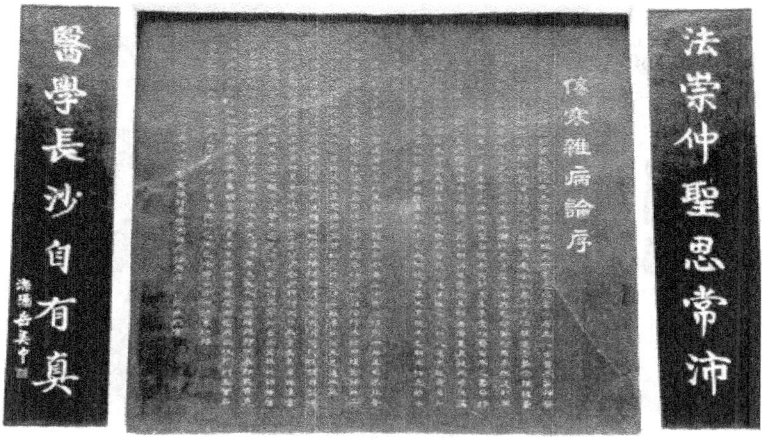

医圣祠照壁（二）

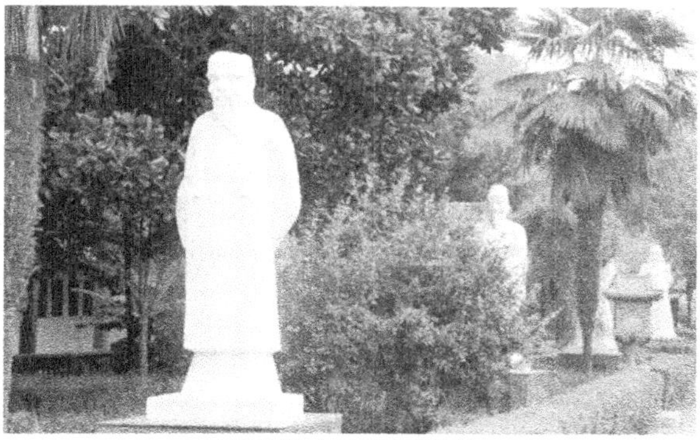

医圣祠十大名医塑像

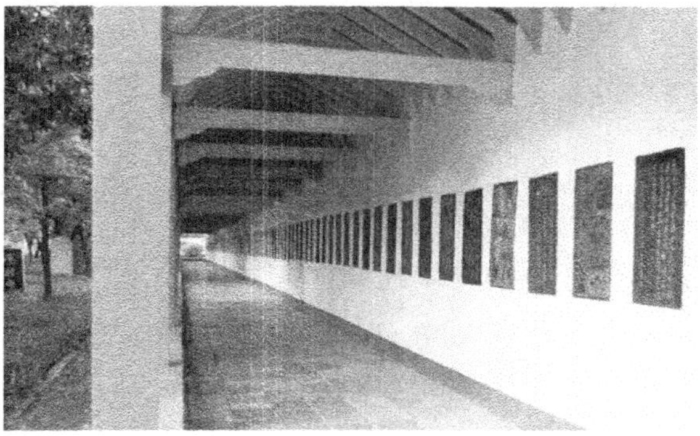

医圣祠东、西长廊（一）

著名医学家“药王”孙思邈，称颂张仲景著作“特有神功”；美国华盛顿大学医学院教授包德默曾感慨地说：“爱因斯坦创立了相对论，但张仲景早在 1 800 年前就已把相对论的原理运用到实践中去，张仲景是我们人类的骄傲。”1993 年国际权威医史研究机构——英国伦敦维尔康医史研究所，把张仲景列入 29 位世界医史伟人名单，加以弘扬和纪念。

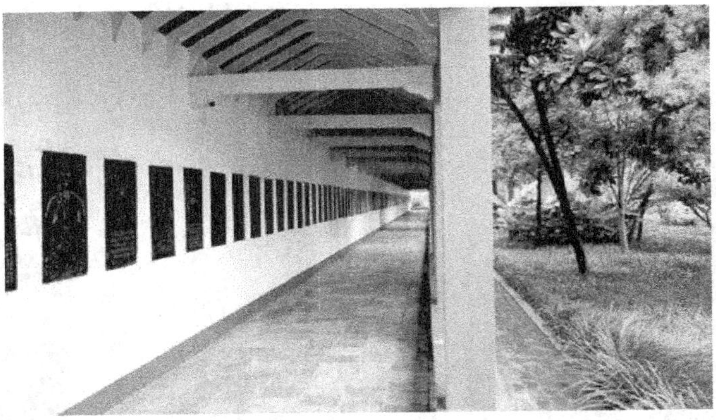

医圣祠东、西长廊（二）

（2）西长廊：其里镌刻着自伏羲以来至明、清历代名医117幅石刻画像，记载着他们的生平及主要医学成就。这些出类拔萃的医药学家，不但为中华民族的繁荣昌盛做出了贡献，而且在世界医学史上占有显著地位。

7. 六角碑亭 碑亭里矗立六块石碑，有毛泽东题词："团结新老中西各部分医药工作人员，组成巩固的统一战线，为开展伟大的人民卫生工作而奋斗"；有周恩来的题词："发扬祖国医药遗产，为社会主义建设服务"；有新中国第一任卫生部部长李德全为医圣祠撰写的碑记和全国人大常委会原副委员长谭震林为医圣祠所写的题词。

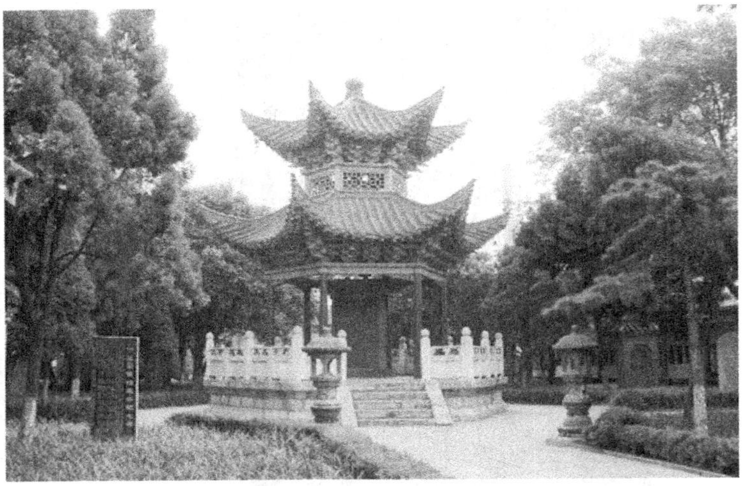

医圣祠六角碑亭

8. 百寿亭 其内从书圣王羲之到郑板桥，集历代书法家"寿"字石刻于一壁。最值得一提的是吴昌硕写的"寿"字，此字又"长"又"瘦"，号曰"长寿"。治疗疾病就是为了延年益寿，中医事业为人类做出了伟大贡献，"百寿亭"之"寿"，意祝世人健康长寿。

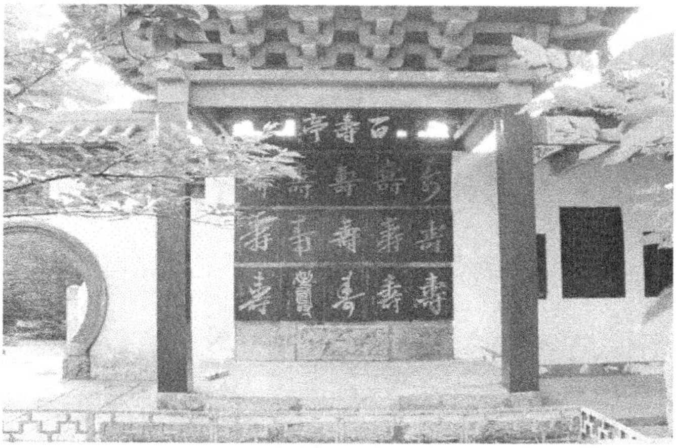

医圣祠百寿亭

9. 山门

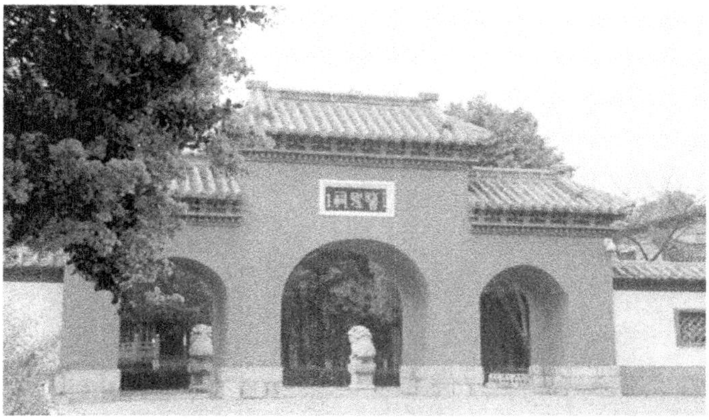

医圣祠山门（二）

10. 春台亭和秋风阁　是医圣祠中院的两座亭子。《春秋》是中国古代的一部史书，是由孔子撰写的，而张仲景的《伤寒杂病论》有“医学春秋”之称，因此，医圣祠修建了“春台亭”和“秋风阁”以纪念医圣张仲景对祖国医学的伟大贡献。

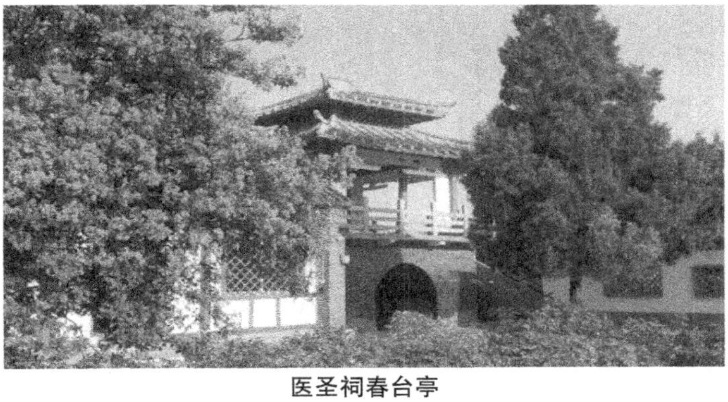

医圣祠春台亭

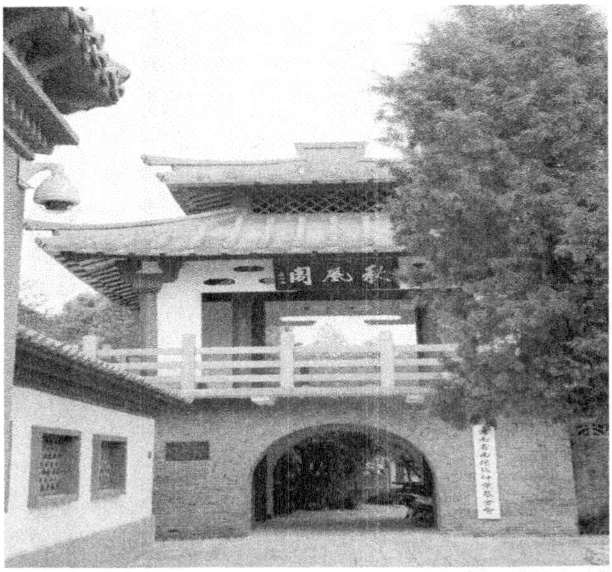

医圣祠秋风阁

11. 智圆斋 取“智欲圆”之意，智圆是指思维方式要圆通、要融通、要变通。

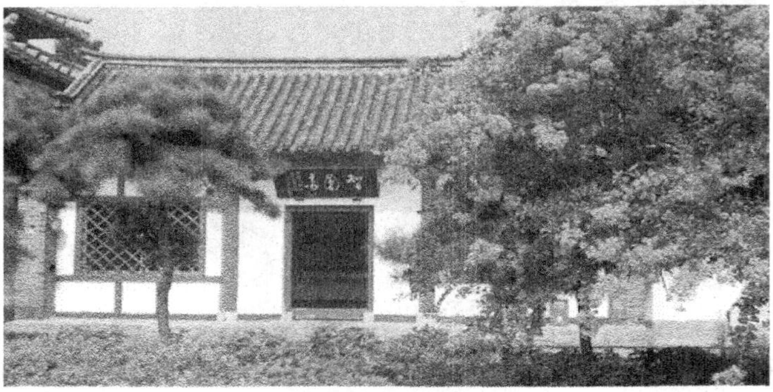

医圣祠智圆斋

12. 广济馆 取广济天下，利益众生之意。

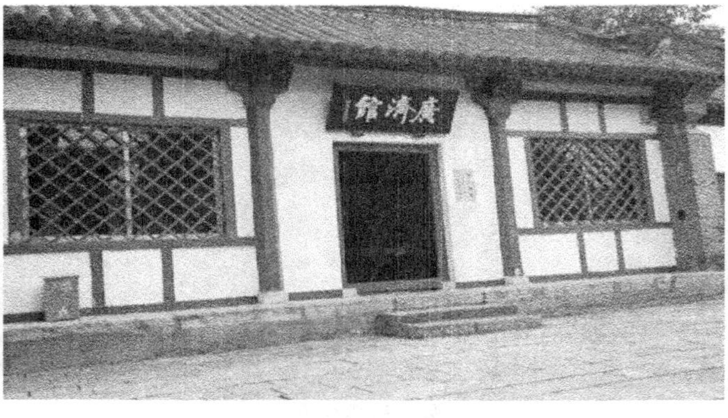

医圣祠广济馆

13. 仁术馆　取“医乃仁术”之意。仁术是说医生应当富有对患者的关怀、爱护、同情之心，如此，才有好的医术，才会成为道德高尚的良医。

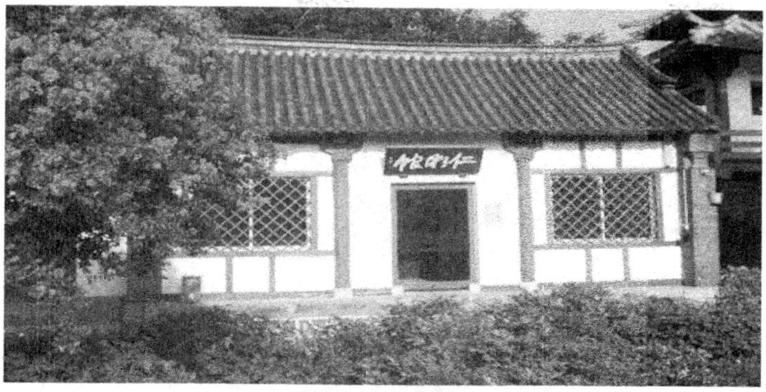

医圣祠仁术馆

14. 行方斋　取“行欲方”之意。行方是指诊疗过程要有规矩、有法度、有原则。医圣祠的行方斋中有张仲景当年任长沙太守期间，坐堂行医为百姓诊病的塑像。

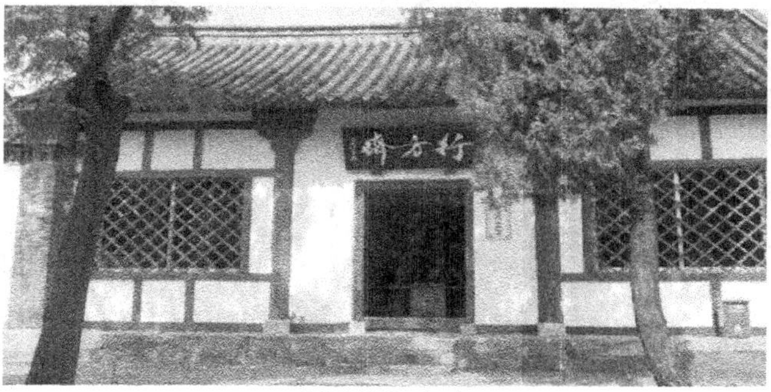

医圣祠行方斋

15. 仲景墓　墓前有清顺治十三年（1656 年）南阳府丞张三异重修陵墓时所立石碑，高 8 尺，上书“东汉长沙太守医圣张仲景之墓”。墓呈俯斗形，四角各有石刻羊头，代表吉祥如意，墓顶一莲花台坐，象征着张仲景高尚的品德。

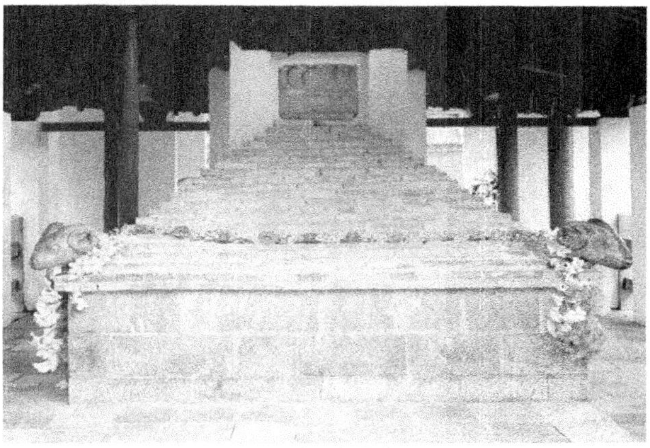

医圣祠仲景墓

16. 医圣井 明代末年，有人在现在的医圣墓附近打井，掘出“汉长沙太守医圣张仲景墓”碑（该碑现珍藏在医圣祠），后人就把这口井取名“医圣井”。

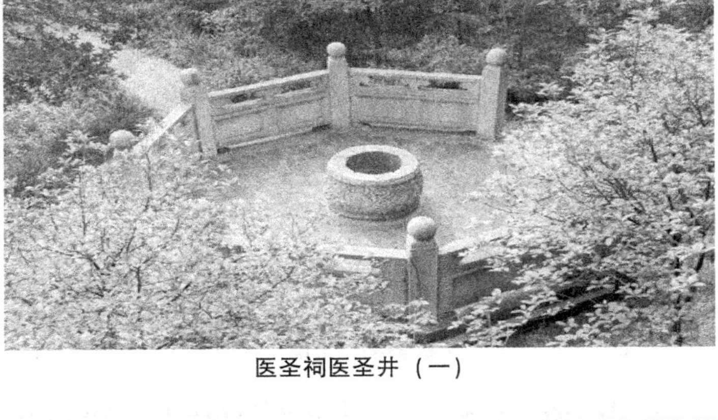

医圣祠医圣井（一）

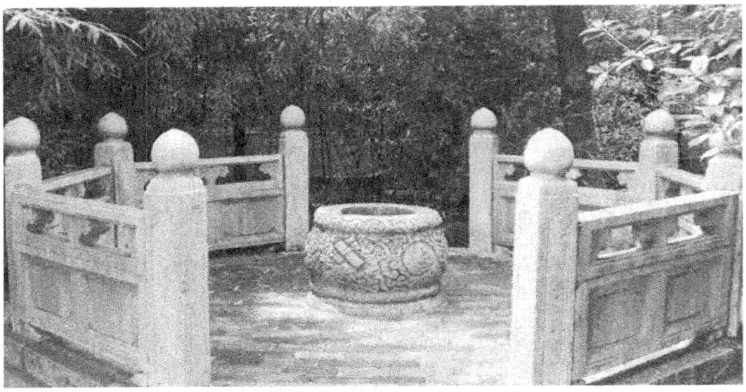

医圣祠医圣井（二）

17. 大殿及东、西偏殿 绕过墓亭，穿过过殿，一个古老的四合院建筑便展现在眼前，这是医圣祠的大殿及东、西偏殿。大殿两侧有一副对联，格外醒目，令人深思。上联是：“善德善心善行尤缘善医至善”，下联是：“名山名水名胜更因名人而名”。其

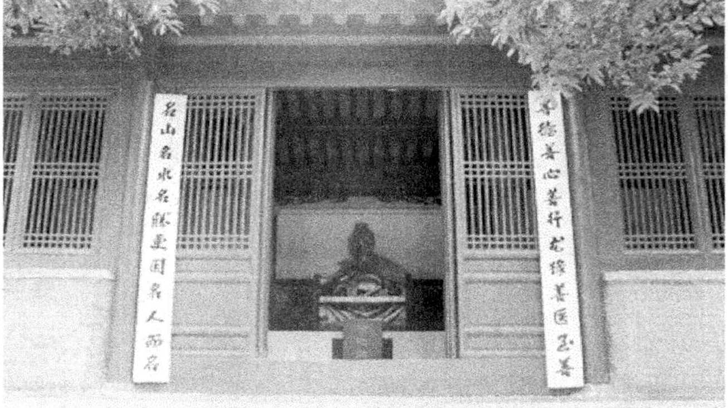

医圣祠大殿

意为：张仲景有高尚的医德，美好的心灵和行为，更因高超的医术而被后人称颂；南阳有名山名水名胜，但更因出了张仲景这样的名人，而使南阳更加有名。大殿内陈列着《伤寒杂病论》的各种版本及国内外医界同仁捐赠的文献资料。

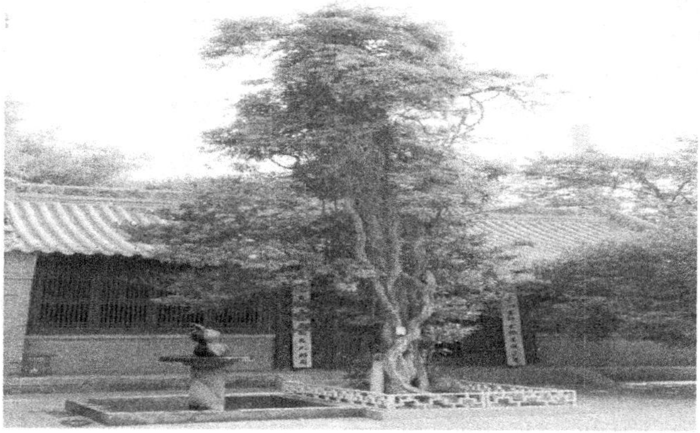

医圣祠东、西偏殿（一）

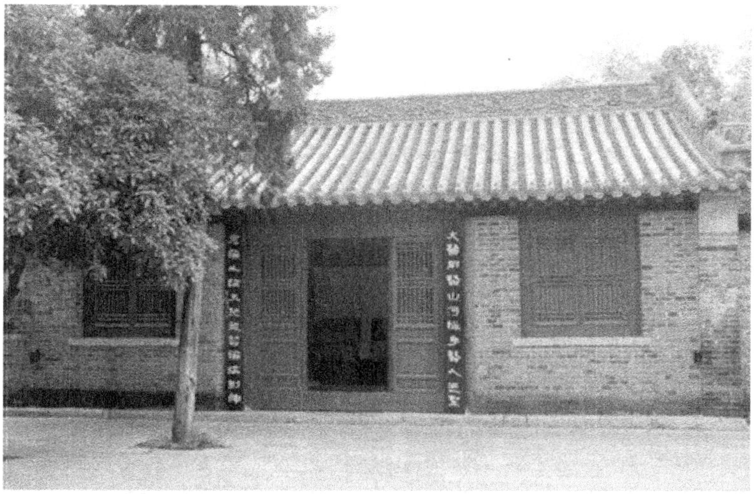

医圣祠东、西偏殿（二）

二、其他以仲景命名的建筑

1. 南阳仲景堂医院　原仲景堂，创办于1993年，医院以中医药为主，中西医结合，特色鲜明，专科突出。该医院设有眼病治疗中心、中医肝病治疗中心、中西医结合皮肤科、中医美容治疗科、脊柱骨病颈肩腰腿疼专科、肛肠科、不孕不育症科、内病外治科、鼻炎咽炎科、中医消化科、儿科、妇科、自然疗法诊室等专科和B超、心电、化验等医技科室。2006年，该医院被南阳市、卧龙区确定为医保定点单位。

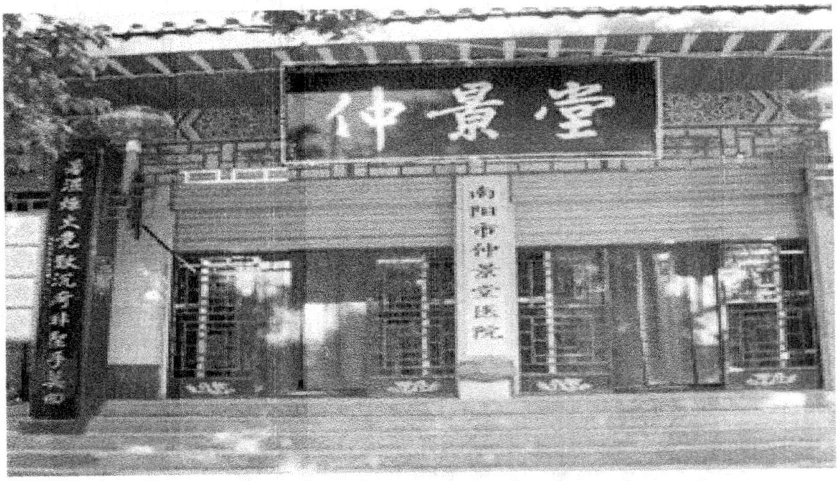

南阳仲景堂医院

2. 仲景路 为南阳市区修建较早的一条道路。

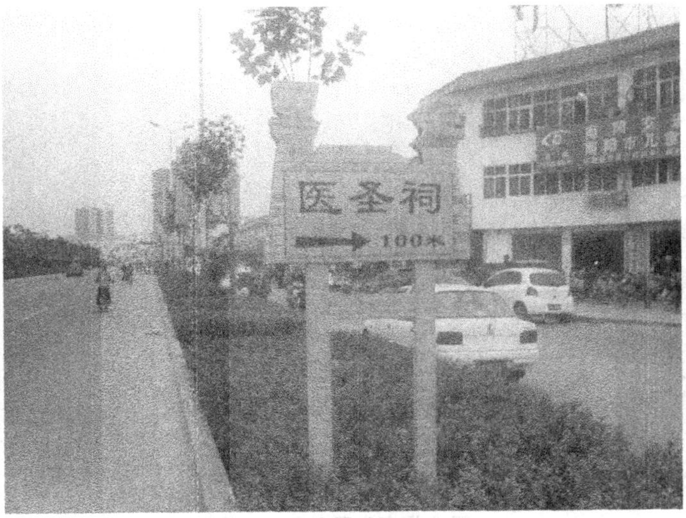

仲景路

3. 仲景大桥 是连接南阳市主城区和白河南区域的主要交通通道，为纪念“医圣”张仲景而命名。该桥位于河南省南阳市区淯阳桥与白河大桥之间，呈南北向，跨白河连接北岸的仲景路（解放广场、博览中心）和南岸的嵩山路（万正广场），是南阳中心城区建设的第 5 座跨白河桥梁，第 4 座通汽车的重要交通纽带（淯阳桥是不通汽车的观光桥梁）。大桥造型新颖，大气美观，特别是桥面以上部分的细致处理，使桥梁融入周边环境，与解放广场动静结合，相得益彰。桥梁立面结构充分体现亲水特点，使白河两岸休闲的气氛更加清新。仲景大桥是南阳中心城区跨白河桥梁建设项目之一，是南阳市委、市政府倾力打造区域性中心城市、生态宜居城市的一项重要战略举措。

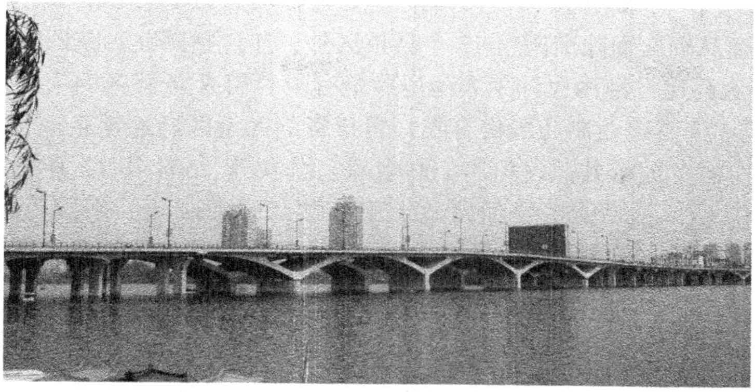

仲景大桥

4. 仲景街道办事处　位于南阳市中心城区东部，办公地点位于南阳市滨河东路2566号。辖区面积9平方千米，辖区人口9万余人，现辖10个社区。

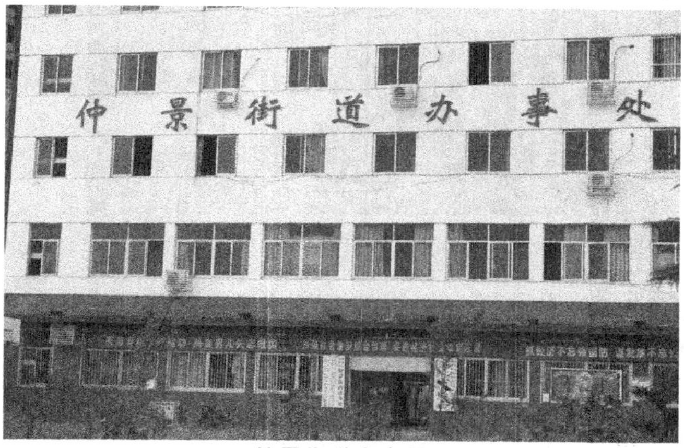

仲景街道办事处

5. 仲景商城　位于南阳市仲景路东侧，分为东西两区，建筑面积达2万多平

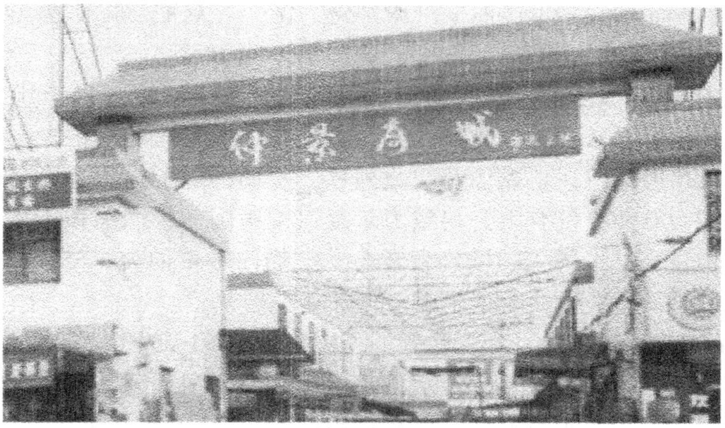

仲景商城

方米，共可容纳商户 500 多家。该市场的主要经营项目以副食、百货、洗化用品和干菜调料为主，商品辐射面除南阳市 13 个县市区外，还包括湖北、陕西相邻地区。

6. 张仲景大药房 河南张仲景大药房股份有限公司成立于 2004 年 8 月，注册资金 6 000 万元，是河南省宛西制药股份有限公司投资的大型医药连锁企业，总部设在河南郑州，目前在全省各地市共开设门店 200 余家。公司于 2004 年 12 月、2009 年 3 月两次通过国家 GSP 认证，目前主要经营地道中药饮片、中成药、化学药制剂、抗生素、生化药品、生物制品、保健食品及诊断药品、医疗器械等，共近 8 300 个品种。该公司为河南省首家获“绿十字”放心药店殊荣的医药零售企业，在 2009 年度中国药品零售企业竞争力排行榜评定工作中获“综合竞争力百强药店”荣誉称号，是河南省医药零售连锁的第一品牌，为河南省医药零售连锁企业树立了榜样。

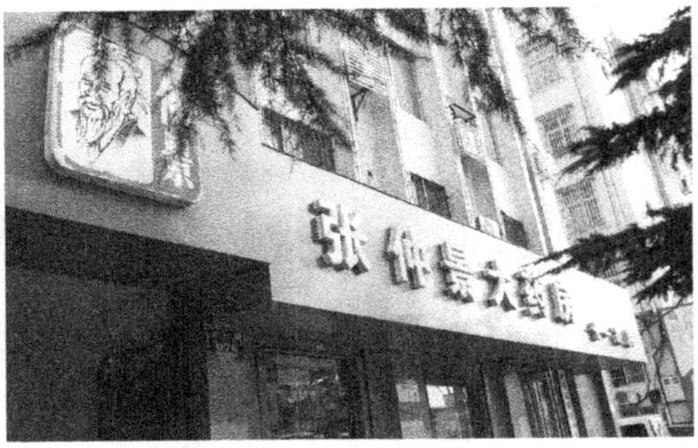

张仲景大药房

7. 张仲景大厨房 张仲景大厨房股份有限公司是宛西制药股份有限公司的全资子公司之一。公司传承了宛西制药股份有限公司的生产研发和品牌“基因”，遵循“营养、健康、绿色、安全”的经营理念，深入研究健康美味之道，以药品生产质量为标准，致力于打造健康美食精品。

数年来，张仲景大厨房公司采用国内先进的超临界二氧化碳萃取技术，致力于调味香辛料的研发生产，实现了“天然色香味标准”，开创了国内香辛料的行业新标准，成为国内香辛料产品的知名生产商，是康师傅、统一、双汇、肯德基等著名食品企业的长期配料供应商。

8. 仲景文化广场 位于宛西制药股份有限公司东侧，毗邻医圣山，总占地面积 50 000平方米，建于 2005 年，绿化面积达 60%。在广场道路两旁敬立了张仲景、扁鹊、华佗等中国十大名医的花岗岩雕像及文化列柱，生动再现了中国十大名医济世行医的场面，寓意着宛西制药股份有限公司致力于复兴国医国药，继承和传承张仲景的医药精髓，挖掘济世良药，造福人类的经营理念。广场内绿草如茵，美景如画，为展示宛西制药股份有限公司企业文化与企业形象的窗口。

9. 仲景百草园 建于 2002 年，占地面积 1 600 亩（1 亩 = 667 平方米），是宛西制药股份有限公司为弘扬仲景文化，展示伏牛山中药材资源而建，同时也为建设宛西制药股份有限公司特色的工业旅游区奠定了一定的基础。百草园由九山（医圣山、龙山、凤山、博士山、龙驹崖、花果山、果园、青松岭、红枫岭）、六园（草药园、藤本植物

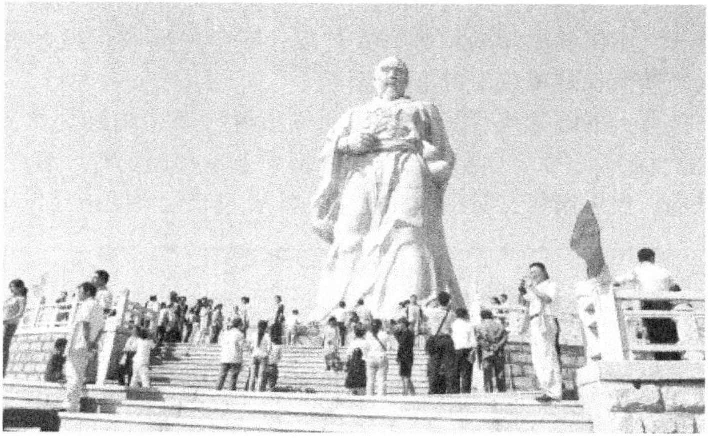

仲景文化广场

园、猕猴桃园、农家乐园、欢乐园、动物园）、一湖（龙湖）、一岛（龙岛）、一广场（医圣山广场）组成。园中从伏牛山上引进三大类上千种植物，其中引进了山茱萸、连翘、丹参等名贵中药材300多种，娑罗树、火棘、红花木槿、珍珠柏等药用植物500多种，还有牡丹、梨、猕猴桃等各类经济植物。园中一年四季风景如画，满山的奇花异草将百草园装点成为名副其实的人间仙境。

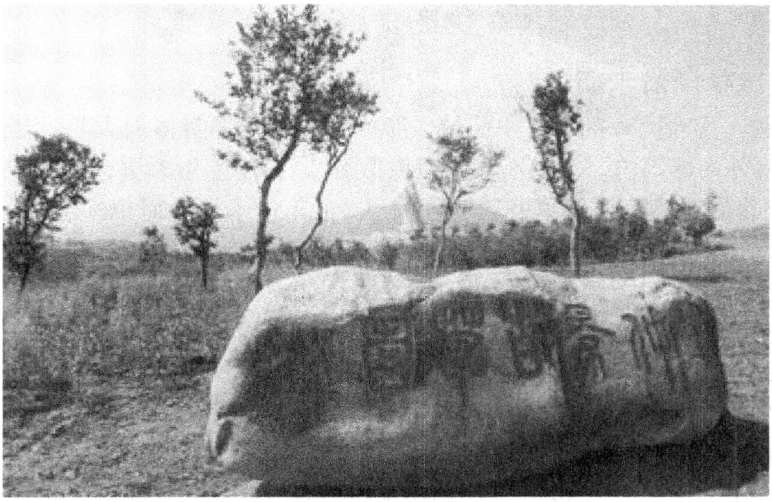

仲景百草园

第六节　仲景养生文化

“养生”一词最早见于《庄子》内篇。所谓“养”，即保养、调养、培养、补养、护养之意；所谓“生”，就是生命、生存、生长之意。养生是通过养精神、调饮食、练形体、慎房事、适寒温等方法去实现的，是一种综合性的强身益寿活动。养生就是根据生命发展的规律，采取能够保养身体、减少疾病、增进健康、延年益寿的手段所进行的保健活动。其特征是从治疗扩大到预防，从生理扩大到心理，从个体扩大到群体，从医院扩大到社会。中医养生学的思维方式与现代科学发展的思维方法是一致的，所以，将在今后人类防病保健事业中占重要地位。

张仲景是一位伟大的临床医学家，也是一位深得《黄帝内经》之旨的养生学家。他在《黄帝内经》保养元气、预防疾病理论的指导下，利用药疗、食疗、体疗、针疗等方法来扶正祛邪，促进康复，对中医养生学的发展起着重要的指导作用。

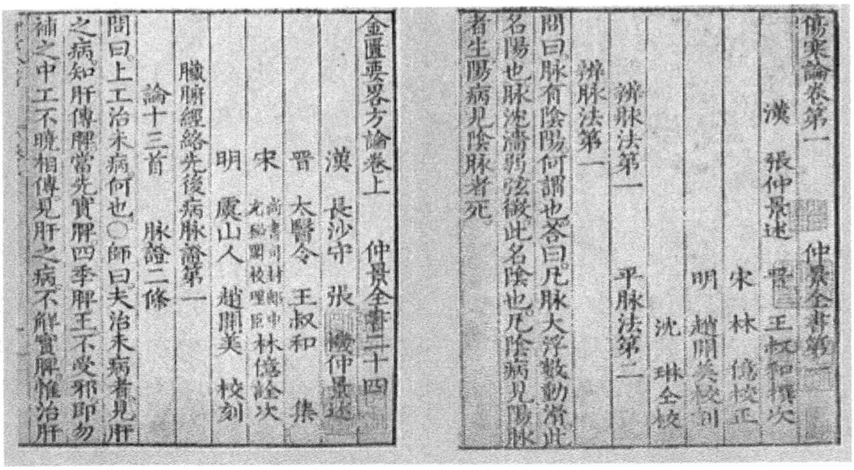

古版《伤寒论》《金匮要略》

一、防微杜渐治未病

张仲景在《伤寒论》的序言中曾抨击那些不注重摄养身体的人是“崇饰其末，忽弃其本，华其外而悴其内。皮之不存，毛将焉附?”至于养生大法，他非常重视“治未病”，他在《金匮要略》开篇第一句就直陈：“上工治未病，何也?”接着他以“见肝之病，知肝传脾，当先实脾”为例，阐述了预防疾病的方法。

人生活在自然界中必然受大自然的支配，是能动地顺从大自然的变化，还是被动地接受大自然的约束，其结果是截然不同的。张仲景认为人的能动性应当占主导地位。他形象地说：“夫人禀五常，因风气而生长，风气虽能生万物，亦能害万物，如水能浮舟，亦能覆舟。”人怎样才能像轻舟那样自由地在水上遨游呢?他说：“若五脏元真通畅，人即安和”。这与《黄帝内经》所说“正气存内，邪不可干”的道理是一致的。而保持身心健康或防治疾病恶化的关键在于“养慎”。所谓“养慎”，就是内养正气，外御病邪。他说：“若人能养慎，不令邪风干忤经络，适中经络，未流传脏腑，即医治之；四肢才觉重滞，即导引吐纳，针灸膏摩，勿令九窍闭塞；更能无犯王法，禽兽灾伤，房室勿令竭乏，服食节其冷热，苦酸辛甘，不遗形体有衰，病则无由入其腠理。”这段话集中反映了张仲景防重于治的养生思想。文中所说的“不令”“适中……即医治之”“才觉……即导引”等，都包含有早期防治的积极意义。

值得我们重视的是，张仲景把“导引吐纳”放在首位。导引是以肢体运动、自摩自捏、伸缩手足为特点的一种医疗体育方法。吐纳，《庄子・刻意篇》说是“吐故纳新”，实际是一种调整呼吸的养生祛病方法，类似现行的气功。“导引吐纳”就是防病抗老的运动，它简便易行，而且能收到意想不到的效果，所以人们乐于接受。从现代医学理论来看，这些运动主要是通过刺激神经末梢，促进血液、淋巴循环和组织间的代谢过程，提高营养物质的吸收，加强肌肉纤维的活动能力，使整体机能逐步得到改善。

另外，张仲景还善于用针灸来防止疾病的传变。例如，太阳病“欲作再经者，针足阳明，使经不传则愈”。又如太阳病不解，“先刺风池、风府，却与桂枝汤则愈”。现在，我们常用针刺风池、风府来预防和治疗感冒，很可能与张仲景的经验有关。

二、调养后天养元气

张仲景非常重视食物的疗养作用。考张仲景之方，杂有不少食品药物，如生姜、大枣、小麦、大麦、粳米、薏苡仁、赤小豆、鸡子黄、山药、百合、蜂蜜、饴糖、羊肉等。这些食物对五脏具有不同程度的补养作用，特别是对脾胃的调养功能尤著。但饮食须有节制，注意卫生，以及相宜、禁忌等。张仲景指出：“凡饮食滋味，以养于生。食之有妨，反能为害。”“所食之味，由与病相宜，由与身为害，若得宜则益体，害则成疾。”他在《金匮要略》中汇集了有关禽兽鱼虫、果实菜谷与饮食禁忌的经验。例如，饮酒过度可致“酒疸”，“饪之邪”可引起宿食。大凡“秽饭馁肉臭鱼”“六畜自死”“果子落地经宿”“被霜生茶”等，都不可食之。另外，张仲景对服药后的饮食禁忌也被后世医家所推崇。例如，他对服桂枝汤的禁忌，包括“生冷、黏滑、肉面、五辛、酒酪、臭恶等物。”这些食物对病体的危害，主要是损伤中焦脾胃之气。脾胃学家李东垣吸取张仲景的经验，擅长调补脾胃之气，在《脾胃论》中还设有“脾胃将理法”“摄养”等专篇，对饮食养生的方法有更多发挥。

张仲景在《伤寒论》中设差后劳复证治，它为热病后巩固疗效、预防复发、养胃复原树立了规范。其方药论治概括起来为：调中助胃清热的枳实栀子豉汤、解热和胃的小柴胡汤、温中健脾的理中丸、利水解脾肾之困的牡蛎泽泻散、生津养胃清热的竹叶石膏汤等。后人将这些方法推而广之，应用到内伤杂病中，常收到健脾胃、扶元气、生津液之效，则病情自愈。

三、滋阴助阳抗衰老

强调体内外环境的阴阳平衡是《黄帝内经》养生学的基本思想。张仲景为我们留下了不少燮理阴阳、抗衰老的方剂。例如，肾气丸，《金匮要略》中凡见四处，具有滋阴助阳的作用。滋阴之虚可以生气，助阳之弱可以生水，肾气振发，气化复原，则病可去，衰可复。后世补肾阴的六味地黄丸方，就是由肾气丸化裁而成。经实验研究及临床实践证明，肾气丸能提高机体抗病能力，增加血液循环，改善肾功能，以及护肝、降压、降血脂、强心、利尿等作用。常用于治疗老年常见病，如高血压、糖尿病、前列腺肥大、肾炎、心脏病等。再如薯蓣丸，是治疗“虚劳诸不足，风气百疾”的方药。岳美中体验到“很适用于老年人，因高年气血虚损，常有周身不适，头眩、肢痛、麻木诸症。”认为此方补中有行、不偏阴、不偏阳、不偏气、不偏血、不寒不热、不攻不泻、不湿不燥、调理脾胃、气血双补、内外并治，能使“阴平阳秘，精神乃治。”

后人还推《伤寒论》中的小建中汤和复脉汤（炙甘草汤）为理阳气、顾阴液之祖。小建中汤是补气主方，对呼吸、循环和消化功能均有增强作用，现代广泛用于各种身体衰弱性疾患。复脉汤是补气复脉主方，有改善血液循环、促进代谢、纠正贫血、兴奋中枢的作用，特别是对心脏疾患有较好疗效。《临证指南医案》中说“理阳气当推建中，顾阴液须投复脉”。诚为至理名言。

第七节　仲景饮食文化

常言说：“民以食为天”，可见中国古人对饮食是多么重视，尤其是在中医药文化与中华饮食文化的发展过程中，二者常有相互交叉的情况，所以在我国有“药食同源”之说。大自然有许多物产既可是食物，又可做药物，这在仲景方剂中就有许多。除此之外，仲景还在《金匮要略》中专列饮食宜忌，以提醒人们应注意哪些问题。在南阳，仲景饮食文化中有一则仲景发明饺子的故事，广为流传。在中华美食谱中，有一种营养丰富的美食是人们非常喜爱的饺子，饺子原名“娇耳”，是张仲景首先发明的。它的制法是先用面粉做成薄而软的饺子皮，再以鲜肉、白菜、葱、姜（也可用各种荤、素菜）等切碎，拌以佐料为馅，包成后下锅煮至饺子浮上水面即可。其特点是皮薄馅嫩，味道鲜美，形状独特，百食不厌。

东汉末年，各地灾害严重，很多人身患疾病。张仲景在长沙为官时，常为百姓除疾医病，有一年当地瘟疫盛行，他在衙门口支起大锅，舍药救人，深得长沙人民的爱戴。张仲景从长沙告老还乡后，走到家乡白河岸边，见很多穷苦百姓忍饥受寒，耳朵都冻烂了。他心里非常难受，决心救治他们。张仲景回到家，求医的人特别多，他忙得不可开交，但他心里总挂记着那些冻烂耳朵的穷苦百姓。他仿照在长沙的办法，叫弟子在南阳东关的一块空地上搭起医棚，架起大锅，在冬至那天开张，向穷人舍药治伤。但舍药并不是常法，而且药味又不宜被人们长期接受，他想：能否用一种人们容易接受的方法，既防病治病，又充饥驱寒来解决这一难题，张仲景根据自己丰富的临床经验和药食知识，发明了“祛寒娇耳汤”，其做法是用羊肉、葱、姜和一些祛寒药材在锅里煮熬，煮好后再把这些东西捞出来切碎，用面皮包成耳朵状的“娇耳”，下锅煮熟后分给乞药的患者。人们吃下祛寒汤后浑身发热，血液通畅，两耳变暖。吃了一段时间，患者的烂耳朵就好了。

张仲景舍药一直持续到农历大年三十。大年初一，人们庆祝新年，也庆祝烂耳康复，就仿“娇耳”的样子做过年的食物，并在初一早上吃。人们称这种食物为“饺耳”“饺子”或“扁食”，在冬至和农历大年初一吃，以纪念张仲景开棚舍药和治愈患者的日子。

张仲景距今已近1 800年，但“祛寒娇耳汤”的故事一直在民间广为流传。每逢冬至和大年初一，人们吃着饺子，心里仍记挂着张仲景的恩情。今天，我们用不着用“娇耳”来治冻烂的耳朵了，但饺子却已成了人们最常见、最爱吃的食品之一。

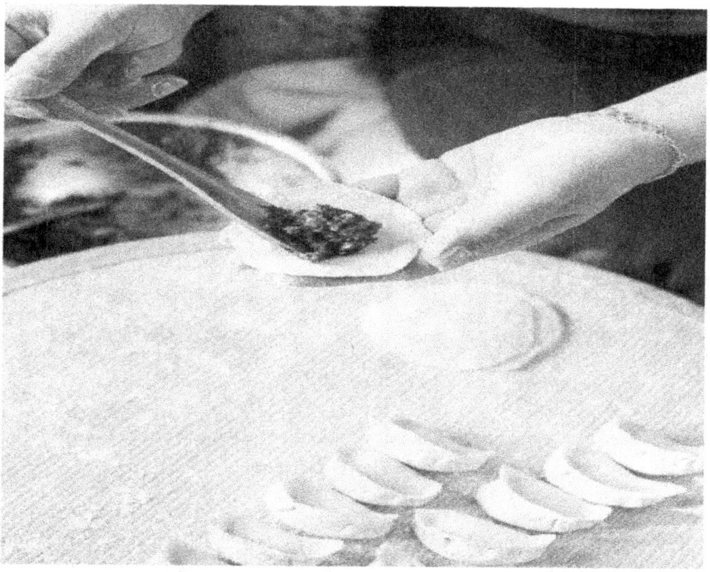

饺子

第八节　仲景文化与旅游

近年来，我国出现了一些新兴的旅游形式——文化旅游、生态旅游、工业旅游。地处医圣故里的宛西制药，立足医圣故里的深厚中药文化底蕴，精心打造自己的企业文化，利用伏牛山美丽的景色和丰富的中药材资源，建设成河南省最大的中成药浓缩丸生产基地，并形成以张仲景文化、中医药工业现代化成果展示、绿色中药材基地为核心的工业旅游区。

河南宛西制药集团以开展多年的“医圣张仲景诞辰祭拜典礼”为旅游契机，参观者在祭拜之余能顺道体验由宛西制药精心打造的集“仲景文化游”“伏牛山生态游”“中医知识科普游”于一体的健康之旅，感受博大精深的传统医药文化，领略现代医药企业的风采，品赏百草园里摇曳生姿的自然景观。参观者不仅可以在医圣钟亭里撞钟祈福、在碑林与历代名医“邂逅”、在百草园名贵的花果枝蔓间拍照留影、在博士后科研工作站品阅养生保健常识，还可以进入六味地黄丸良好作业规范（GMP）观光车间，参观了解国内最大、最为先进的仲景牌浓缩六味地黄丸生产线。

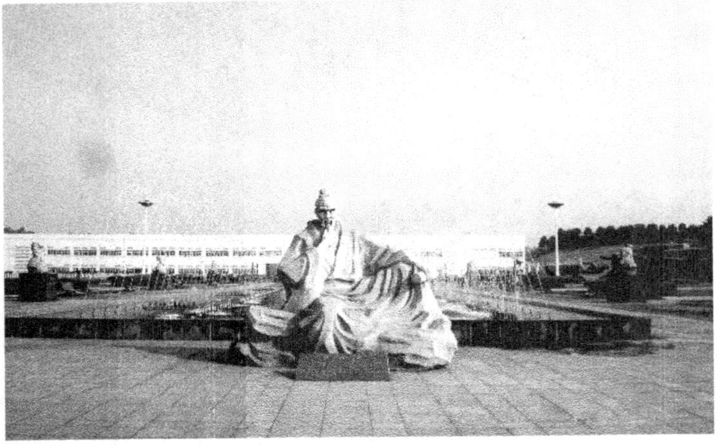

仲景文化广场仲景像

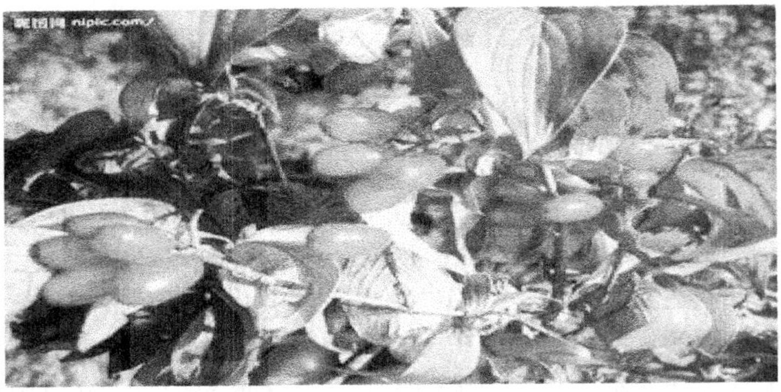

山茱萸

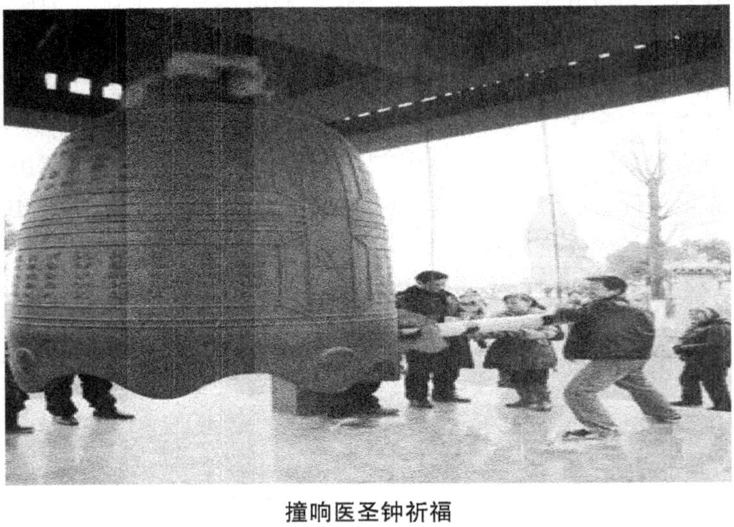

撞响医圣钟祈福

第七章　仲景文化与人文教育

张仲景医学思想博大精深、彪炳史册，不仅对后世的医疗实践产生了极为深远的影响，而且他严谨治学的精神、勇于创新的崇高思想和救死扶伤的优良医德，也给后人留下一笔宝贵的精神财富和人文教育资源。人文教育是通过文史哲的学习，通过对人类千百年积累下来的精神成果的吸纳和认同，使受教育者有独立的人格意志，有丰富的想象力和创造性，有健全的判断能力和价值取向，有高尚的趣味和情操，有良好的修养和同情心，对个人、家庭、国家、天下有一种责任感，对人类的命运有一种担当。它使受教育者在提升自己的时候也超越自己，看到自己作为人类一分子对于全体人类的责任。它在使受教育者丰富和发展自己人格的能力的同时，也在为社会和人类培养合格的公民。近年来，一些高校植根于河南深厚的文化沃土，对张仲景精神进行深入研究与提炼，并以此为平台，对大学生开展思想教育，取得了明显的教育成效。同时，积极整理和发掘张仲景医学思想的精神内涵，拓展学生思想教育的内容与途径，借助“仲景精神”培养和教育当代医学生，能够从理论与实践价值上进一步丰富张仲景医药文化思想。

第一节　仲景文化对于人文教育的价值意义

教育的科学发展，首先在于作为培养对象的学生的全面协调发展。这就要求在我们大力发展职业技术教育的同时，加强职业院校学生的人文素质教育，动员社会各方面共同做好高校学生的思想道德教育工作，为大学生的健康成长创造良好的社会环境。从这个意义上说，要使教育成为真正的人的教育，就必须使教育具有人文性。换言之，教育的本质，就在于其人文精神，所有的教育都应该成为人文教育。看似缺乏人文关怀的包括医学在内的理工类学科，也应该成为广义上的人文教育，或者说，理工类学科应该接受人文学科的价值和意义引导。

我国传统医学思想博大精深，源远流长。如何发掘传统医学的思想内涵，培养和教育当代医学生，突破高等院校思想教育的瓶颈，成为摆在高等医学教育工作者面前的一项亟待解决的重要课题。张仲景医学思想除具有重要的学术价值外，还对后世产生了深远的精神影响。积极整理和发掘张仲景医学思想的精神内涵，拓展学生思想教育的内容与途径，借助仲景精神培养和教育当代医学生，改变医学人文教育的现状，必将对高等医学院校思想教育理论与实践产生深远的影响。

张仲景医学思想内涵丰富、彪炳史册，不仅对后世的医疗实践产生了极为深远的影响，而且他严谨治学的精神、勇于创新的崇高思想和救死扶伤的优良医德，也成为后人一笔宝贵的精神财富。长期以来，许多医学院校十分注重对张仲景学术思想的继承和发扬，但对张仲景医学文化思想的精神内涵鲜有发掘，更遑论借此对学生进行思想教育。南阳是一方深厚的文化沃土，源远流长的中医药文化蜚声海内外，为后人特别是高等医学教育留下了一笔宝贵的精神财富，奠定了研究探索仲景精神与医学生人文教育之关系的理论基础。仲景文化的理论、思想及精神等丰富的内容，是培养社会需求的德技双馨的仲景学子所必不可少的人文教育内容。

第二节　人文教育的本质与特性

人文教育一词现已用得十分普遍，然而什么是人文教育，却是一个仁者见仁、智者见智的问题。这里从三个方面探讨这一问题：关于人文教育的定位、关于人文教育的界定、关于人文教育的特点。

一、人文教育的定位

教育本来是人的教育，但是现在我们却看到它在不知不觉中放弃了育“人”的责任，消解了自己的本质，人的教育被忽略了，知识的教育、专业的教育被过于强化了。而教育一旦离开了人，离开了人的灵魂或人的精神，严格说来就不成其为教育。正如雅斯贝尔斯所说：“教育是人的灵魂的教育，而非理智知识和认识的堆积。”从这个意义上说，教育的重要本质特征就是它的人文性，人文教育是不可以从教育中包括大学教育中抽出的，人文教育在大学教育中具有重要的基础性地位。

正因为如此，人们不断地呼吁加强人文教育。但是，对于加强什么样的人文教育，我们却面临着不同的选择和定位。

一般来说，人们谈到的人文教育，并不是一种确定的公认的含义，常常表达着多种含义，最常见的有三种：一是人文主义教育，二是人文学科教育，三是关于“成人”的教育。下面是这三种表达的基本含义。

所谓人文主义教育，特指欧洲文艺复兴时期的人文主义教育。这是当时进步的思想家和教育家们从新兴资产阶级的利益和人性论出发，冲破中世纪经院哲学和教会蒙昧主义教育的统治所倡导的以人为中心，歌颂人的价值和力量，要求自由平等和个性解放，提倡以培养身心健康、知识广博、多才多艺的新人为教育理想并据此进行教育革新的一种教育思想和教育实践。人文主义教育在近代教育史上具有重要的进步意义，其基本精神对今天的教育仍有着有益的启示。然而，由于其历史的局限和随后发展中脱离现实的倾向，以及越来越注重于知识的掌握，这种教育思想对当时及以后欧洲的教育也产生过一些不利影响。

人文学科教育系指以人文学科为基本内容的教育。这种教育在中国古代的“六艺”教育和希腊的“七艺”教育传统中就已有体现。早期的人文学科教育更加重视其心智训练和情感陶冶的价值，不以培养专家为目的。然而，随着社会分工的发展及学科分化的日益加剧，教育的专门化日益显著，人文学科教育也走上了不断专业化的道路，脱离了它的初衷。同时人文学科教育在教育的根本目的上也常常受到文化的局限，仅仅囿于纯人文学科的范围，这对人文教育的开展造成了不应有的阻碍。

“成人”的教育是针对教育中无视人、把人当作工具，或者强化人的片面发展，忽视人的身心协调发展而言的，它以全人教育为理念，力求通过德、智、体等多方面的教育培养完整的人，而不是“半个人”或者“机器人”。其强调给人以广博训练而不仅仅是专业训练，认为教育的目的是使人的身心全面而协调发展，使人成为真正的人并实现人的全面价值。近代以来，以人本主义哲学为指导的多次教育改革和一些大学所采取的自由教育、博雅教育、通识教育、普通教育及文化素质教育等措施，在一定程度上讲都是这一教育思想的体现。当然，在这一教育思想实践中，关于人本位和社会本位的争论也从未停止过。

面对上述三种人文教育概念的表达，这里将人文教育的基本内涵定位于第三种，即关于“成人”的教育。如果我们注意人文文化和科学文化的统一性，树立人是教育的出发点，并在价值观上确立人本位与社会本位的辩证统一观，强调基础性教育与专业性教育的一体性而不是分离性，并吸收前两种人文教育表达的基本精神，那么，人文教育就是“成人”的教育的观点则更能显示出教育的意义与现代的高度。

二、人文教育的界定

在上述分析的基础上，可以给人文教育做如下尝试性界定：所谓人文教育，是指对受教育者所进行的旨在促进其人性境界提升、理想人格塑造以及个人与社会价值实现的教育，其实质是人性教育，其核心是涵养人文精神。这种精神的养成一般要通过多种途径，包括广博的文化知识滋养、高雅的文化氛围陶冶、优秀的文化传统熏染和深刻的人生实践体验等。这一教育既重视由外而内的文化化成，也强调自我体悟与心灵觉解。归根结底，它使人理解并重视人生的意义，并给社会多一份人文关怀，在根本上体现教育的本质与理想。这在现代科技高度发达，各项检查更加精细的高等医学教育中显得尤为重要。

（1）这一界定把人文教育视为人性教育，是使人“成人”的教育。事实上，关于“成人”的教育有着不同的要求，最低要求是使人成为人；较高要求是使人成为较完整的人，即德、智、体诸方面得到全面发展的人；最高要求是使人成为一个完美的人，这当然是一种理想追求。夸美纽斯早就指出：“假如要形成一个人，就必须由教育去形成。”这就是一种基本要求。而孔子所说的则是一种高要求：“子路问成人。子曰：‘若臧武仲之知，公绰之不欲，卞庄子之勇，冉求之艺，文之以礼乐，亦可以为成人矣。’曰：‘今之成人者何必然？见利思义，见危授命，久要不忘平生之言，亦可以为成人矣。’”关于人性的善恶，历史上争论不休，实际上，性善论和性恶论都有失偏颇。人性既有恶的一面，也有善的一面，就此而言，也许正因为有前者，人才需要教育，需要不断改造自己，也因为有后者，人才可能接受教育。可以肯定的是，人性教育是必要的。通过教育抑恶扬善，以至于“止于至善”，一直是教育的一种追求。也就是说，人性不仅有善和恶之分，而且其境界有高下之别，我们的教育应当把引导学生做一个高尚的人作为努力的方向。

本来，教育的根本使命就是“培养人”。但是，随着教育的专业化发展及人们求职生存的需要，人的教育被忽略，人力的教育成为时尚，加上实用主义、功利主义在教育中的盛行，人们逐渐忘掉了教育的根本，忘掉了人的灵魂。我们应当把被肢解成专业教育与人的教育两部分的教育整合起来，把人的教育作为教育的灵魂贯穿于教育的始终，否则我们的专业教育很难成功，人的教育也就只能成为一件虚无的东西或一种用以点缀的装饰品。

（2）这一界定把人文教育的根本目的确定为促进受教育者人性境界提升、理想人格塑造及个人与社会价值实现上，而不是培养专业工作者，是一种非职业性的非专业性的教育。其核心是充实人文精神，而不是停留于获得有关的人文知识。知识的获得当然是必要的，但它不是最终目的，最终目的是要通过自我体悟与心灵觉解达到人性境界的提升。毛泽东同志早就说过："人是要有一点精神的。"这种精神就是人的精神、民族的精神、人类的精神。这种精神就是把人性不断提升的精神，而不是把人性降格为兽性或动物性。事实上，一旦人没有了人性，其所造成的后果将是不堪设想的。因此，我们今天讲人的教育、人性的教育，还不只是要求人们善待自己，善待他人，善待社会，还要善待自然，善待我们今天生存的环境，充分理解人生的意义，并把人生意义升华和社会价值实现统一起来。

（3）这一界定是用整体文化的视野与知行统一观来看待人文教育，而不是仅就人文文化而言的，也不是仅从教育者的角度考虑的。基于此，界定中提出了人文教育目的的达成过程，它是通过广博的文化知识滋养、高雅的文化氛围陶冶、优秀的文化传统熏染和深刻的人生实践体验而达成的。通过人文教育涵养人文精神的过程是一个自我心灵觉解、人性境界提升的内在生长和文化化成的过程，是一个知行统一的过程，而不是一个纯粹的内在生长过程，也不是纯粹的文化化成的过程，当然，更不是一个知行脱节或者知而不行的过程。

长期以来，教育认识与实践中有一种误解，以为人文教育就只是人文学科的教育。毫无疑问，人文学科教育是重要的一面，但不是全部。如果只限于此，那就不仅窄化了人文教育的内容，而且误解了教育本身，是在人的教育中置广大教育工作者包括专业教师与教育管理工作者于无所作为的地步，也把自然学科、社会学科中一些重要的文化经典著作置于阅读范围之外，致使人文教育的对象缺少了必要的滋养成分，也使人文学科的教育工作者失去了广大教师的支持，其结果对人文教育的开展极为不利，也影响了人文教育的实效。我们必须在人文教育的实践中扩大教育的视野，确立正确的教育观，结合教育对象的实际，以提高教育的效果。其中，指导学生广泛阅读文化经典，开设必要的经典导读课程是人文教育的重要途径，因为人类几千年来积淀起来的文化经典中含有丰富的人文教育的思想养分。

另外，我们的人文教育常常重在课堂、重在教，而对文化氛围的营造与学生个体的人生体验却予以忽略。从这个角度分析，文理科较强的综合大学有着学科文化的优势，并无声地影响其校园文化氛围；然而，单一的工学院、科技学院、甚至理工学院，都存在某些先天不足，以致即使花很大气力也难以营造应有的文化氛围，从而又降低了学生自我体验的文化蕴涵。更严重的是，这种缺陷还深深地印在学校传统中，深刻地影响着教职员工的心理，形成某种不利于人文教育的思维定势。

所有这些考虑，力求给现代人文教育一个合理的界定。但由于力所不及和缺乏深度的思考，其不足之处在所难免。也正是因为如此，这种界定是描述性的，这种描述也期待着通过人的认识的发展而加以深化，如同人文教育的多种表达一样，具有其历史和认识的流动性。

三、人文教育的特点

人文教育的视野应该放在整体文化观上，即不限于学科知识范围，而且涉及文化氛围与学生体验；学科上也不限于人文学科，而且包括人类在自然科学与社会科学领域里所沉淀的认识自然、认识社会与认识自我的思想精华，人们可以从中受到智慧的启迪与心灵的撞击。而且所有这些都要透过其层层外壳而深入到内核去吸取其中的精神养分。也就是说，人文教育尽管涉及人类文化的广泛知识领域，实施途径也多种多样，但就学科范围而言，它仍然有自己的核心学科，这就是哲学、文学、历史、艺术等人文类学科。这是因为：

1. 人文学科有独特的研究对象 《国际教育百科全书》对人文学科的解释中有这样一段话："人文学科研究人类活动的历史并观察被人类经验和想象所塑造的对象。哲学的研究，文学和历史学的解释，对艺术、音乐及戏曲的批判，都探讨了人类精神的限度、深度及能力。"《简明不列颠百科全书》也指出："一般认为人文学科构成一种独特的知识，即关于人类价值和精神表现的人文主义的学科。"从现代学科而言，人文学科主要包括语言、文学、历史、哲学、艺术及具有人文主义内容或运用人文主义方法的其他社会科学。总之，人文学科有着独特的研究对象，它构成一种特殊的知识，是研究关于人类价值和精神表现的学问。正如杜维明先生所言："文学的真实情感、历史的集体记忆、哲学的睿智和宗教的终极关怀都是紧扣人的存在、人的生存条件和意义等方面展开的学术领域。"这一学术领域的成果，特别是其中的文化经典，无疑是关于人的教育的难得的教材。

2. 人文学科有独特的思维模式和研究方法 人文学科的思维模式既区别于自然科学，也区别于社会科学，这是由它特定的研究对象所决定的。这种特定的研究对象——人、人的价值、人的精神、人的心灵世界具有某种特殊性或个别性，它难以像自然科学那样重复地进行试验，难以采取完全量化的分析方法，因为人文社会现象包含着人的思想、情感、价值观念等，具有个别性、不确切性，不可能被纯粹客观地加以描述和分析。因此，理解、阐释、反思、体验、感悟等是其根本的研究方法。也正是这种思维模式与研究方法，帮助人们以正确的态度认识自己、理解他人、处理人际关系和社会上各种复杂问题。

3. 人文学科有独特的社会批判功能和批判精神 大学的重要功能之一是它的社会批判功能。这种功能体现在每一学科之中，尤其是人文学科，正如杜维明先生所指出的："人文学科具有发挥这一社会功能最大的潜力。"哲学揭示问题的深刻性，文学刻画人物的尖锐性，历史纪录事实的无情性，令其他学科难以比拟。因此，人文学科对人的心灵的震撼、对人的批判精神的形成、对人性的提升与人格的塑造，影响最为直接也最为深远。

正是上述因素，即人文学科独特的研究对象、独特的思维模式和研究方法及特别具有的批判精神，说明就学科范围来讲，人文学科特别是其中的哲学、文学、历史和艺术等，应当成为人文教育的核心学科。也正是因为如此，国家对人文学科的专业教育应予重视。也就是说，尽管我们所指的人文教育是一般意义的，不是专业意义的，但却与专业意义的人文教育有着密切关系，因为专业意义下的人文学科教育能为一般意义下的人文教育提供有深度的课程，培养高水平的师资，改善人文氛围，因而也直接或间接地推动了高等学校的人文教育。

第三节　医学院校人文教育的困境

教育部教高〔2006〕16号文《教育部关于全面提高高等职业教育教学质量的若干意见》强调："高等职业院校要坚持育人为本，德育为先，把立德树人作为根本任务。要以《中共中央国务院关于进一步加强和改进大学生思想政治教育的意见》（中发〔2004〕16号）为指导，进一步加强思想政治教育，把社会主义核心价值体系融入到高等职业教育人才培养的全过程。要高度重视学生的职业道德教育和法制教育，重视培养学生的诚信品质、敬业精神和责任意识、遵纪守法意识，培养出一批高素质的技能性人才。"然而在当前，由于社会转型引发的价值观念嬗变和过分强调医学技术教育的工具性特质，致使医学教育的人文性遭到极大的伤害，人文学科不但没有能够成为教育的价值和意义引导，反而变得非常边缘化。近年来随着我国高等医学教育的迅速发展，它在人才培养方面的缺憾也日益凸显，特别是近几年来随着大学的扩招，人才就业市场竞争的进一步加剧，医学人才的全面素质培养受到削弱。一些医学院校更加关注对学生技能的训练，而忽略了对学生人文情操的培养。医学生在表面的自信下潜藏着精神危机的暗流，暴露出很多的人生缺憾，缺少对人生目标的追求，缺少对自身以及对社会的责任感和认同感。如果任由这种情况发展下去，必将导致医学院校学生人文精神的缺失、综合素质的下降，也必将对经济社会的发展造成严重后果。

医学院校学生人文精神的缺失，主要有以下几个原因：

1. 实利原则侵蚀医学人文教育　教育作为一种社会制度是不能完全脱离社会其他制度的，尤其是主导性制度的影响，它必然会受制于社会主导制度的。现代社会，经济活动及其要求逐步渗入各种社会制度，成为支配性因素，教育也不例外。

虽然人文主义的教育理想即使在今天也没有完全消失，但教育越来越成为市场经济的附庸，甚至其一部分，却是一个越来越明显的趋势。发展经济成了社会至高无上的目标后，教育必然要服从这个目标，否则它将难以为继。教育制度越来越靠拢市场制度，教育目标越来越以市场需求为转移，是社会发展必然的结果。主持教育的人很少会公开放弃人的全面发展的理念，但往往只是将它作为一个不得不保存的理想束之高阁，其实际的举措是以市场需求为依归，即使在人文教育方面采取些举措，也要以毕业生就业不成问题为前提。

另一方面，当实利成为社会基本的价值准则后，受教育者本人及其家长必然将在学校所学的东西与学生日后的经济收益挂起钩来，兴趣、爱好、所学之物本身的价值，乃至个人的性格能力合适与否都不在考虑的范围之内，遑论人格修养的培养。对于绝大多数学生和家长而言，受教育的目的就是为了受教育者将来能有不错的经济收益。

有人做过调查：大多数医生家庭出身的学生不愿学医，因为在当下，医生这个职业已经成为高风险的职业，这给医学教育带来了不小的影响。因此，人文主义的教育理想只能是一个理想，一旦付诸实施，就不知要打多少折扣。

在这种情况下，虽然近年来人文教育在各高校程度不同地较以往更受重视，但只是量的变化，而没有质的改变。人们对人文教育的根本重要性，还认识不深。人们较以往重视人文教育，的确是由于看到了不重视人文教育所造成的负面结果，如人的素质下降、知识单一、缺乏想象力和创造性、没有人文关怀、语言的粗鄙化等。所以，现在人们对人文教育意义的认识，也不过是将它理解为一种素质教育，认为无非是加强学生的人文修养，补充一些人文知识，提升学生的审美品位、趣味等。很少有人像蔡元培和梅贻琦那样，认为人文教育是培养学生人格的基本途径，关系到立国之本。

2. “专业化”损害了医学人文教育的本质　现代学术分科制度将各种知识加以专门化和细化，同时也使学术和知识四分五裂。人文教育从表面上看，好像只是传授文、史、哲方面的知识，尤其是在现在的学科体制下，一切教育似乎都可以量化为客观知识和能力，如英语的等级考试。实际上人文教育是通过文、史、哲的学习，通过对人类千百年积累下来的精神成果的吸纳和认同，使学生一方面有独立的人格意志，有丰富的想象力和创造性，有健全的判断能力和价值取向，有高尚的趣味和情操，有良好的修养和同情心，对个人、家庭、国家、天下有一种责任感，对人类的命运有一种担待。人文教育使受教育者既能“成己”，又能“新民”。西方一些大学坚持通识教育主要是为了培养合格的公民，其次才是提升学生的人文修养。和谐社会是由和谐发展的人组成的，现代中国大力提倡人文教育的近代中国社会学家潘光旦指出过，如果学校培养的只是有一技之长，但无人文情怀而又自以为是的专家，这样的人只能“是一个畸形的人、零碎的人、不健全的人”。这样的人越多，合作就越困难，冲突也越多，“国家的和谐康泰越不可问”。前些年发生在美国的中国留学生枪杀老师和同学的事件，也从一个侧面证明了这一点。近年来，我国存在的看病难、看病贵及医患关系紧张的情况，甚至出现恶性事件，都有这方面的原因。

现代社会的功利倾向使得人们只重视看得见的东西，而对无形但特别重要的东西，往往不太重视。例如，多数家长都会认为学校教育最重要的是使他们的孩子将来能找到一个收入不错的工作，而不是孩子人格的培养和修养的提高，毕竟人格修养不如金钱来得实在。而社会也认为，学校如能培养出高官、富翁、明星、院士，那这个学校就是好学校，至于这些人人格怎样、修养如何、是否是合格的公民，一般不会予以考虑。

虽然人们对人文教育的重要性认识得还不够，虽然功利还是普遍的价值取向，但人文教育课程在学校里还是受到普遍欢迎的，人文教育类的课程一门课有几百人选修是司空见惯的事。尽管人文教育类的课程在很多人眼里与其他课程没什么两样，但学生却并不是把它们作为传授客观知识的课程来接受，他们往往感到这类课程给他们提供的是有关安身立命的东西，有些课程修完之后甚至他们的世界观和人生观都发生了变化。当然，并不是所有的人类教育类课程都有这样的效果，主要的原因是教师往往将课程的内容作为客观知识来讲授，自己就对所教授的东西无动于衷。用数学教师讲解习题的冷静态度去讲授《孟子》或《诗经》的话，学生很难感受到这些经典并不是生物学课上没有生命的标本，而是我们精神世界的一部分。将人文教育类课程仅仅作为客观知识来传授，学生很难将自己的生命投入其中，从中吸取培养自己人格与灵魂的丰富养料。将专业课中的人文关怀丢弃，专门讲技术，那么培养的医生就是一个“修理工”，而不是珍爱生命、关爱病人的白衣天使。

对于古人来说，人文教育是他们成为人的一个必不可少的途径，文、史、哲经典对他们来说首先是安身立命的东西。现代学术分科制度完全是一种人为的制度，它虽然将各种知识加以专门化和细化，同时却也使学术和知识四分五裂，就像现代人的生活一样。马丁·海德格尔早在 1929 年就指出过这种现象：“科学领域现在四分五裂，各门学科的研究方式从根本上说是不相同的。今天这个由各学科组成的大杂烩，只有靠大学和院系的专门性组织来维持，才不至于散架。”在人文研究领域，专业化的结果就是研究成果越来越晦涩，越来越空洞，充满外行难以理解的杜撰新词和术语，根本无法深入研究对象的现实生命深处。在这种情况下，人们可能对《庄子》注意的不是他丰富的想象力所构造的独特生命世界，而是所谓“叙事策略”或“修辞张力”。学科分化，使得伟大的人文遗产成了像解剖学实验室里尸体一样的东西，同时也使专业研究者对它们失去感觉，无法以自己的内在生命去体会和理解，更不用说被熏陶和感动了。

3. “技术化”蚕食医学人文教育 随着我国高等教育的迅速发展，更多的人可以接受高等教育，但它在人才培养方面的缺憾也日益凸显。特别是近几年来随着大学的扩招，人才就业市场竞争的进一步加剧，医学人才的全面素质培养受到削弱。一些医学院校更加关注对学生技能的培养，而忽略了对学生人文情操的培养。其实，高等医学教育绝不能简单地理解为医学技术培训。前者是基于大量基础学科的学习，以提高受教育者综合素质，是保证医学教育服务于社会经济的重要途径。将高等医学教育等同于医学技术培训，是一种急功近利式的、肤浅的看法，是一种短视行为，是无源之水，无本之木。如果任由这种情况发展下去，必将导致受教育者人文精神的缺失、综合素质的下降，也必将对社会的发展造成严重后果。

4. 大学生人文精神的缺失 目前，大学生人文精神的缺失、道德素质的下降已是不争的事实，很多人对大学生的道德素质提出强烈质疑，而大学生的基本道德素质，比如仁爱情怀、团队精神、助人为乐、诚信等，恰恰是张仲景《伤寒杂病论》等传统医学文化的精髓。这些作品既是文化积淀，也给我们留下了宝贵的精神财富。这些作品源远流长，博大精深，闪烁着熠熠的思想光辉，无疑对于培养大学生的人文素养、塑造他们健康的人格、提高他们的审美能力、提升他们的精神品格等方面，具有十分重要的作用。

第四节　仲景精神的内涵及人文价值

张仲景一生勤求古训，博采众方，集前人之大成，揽四代之精华，编著了不朽的医学名著《伤寒杂病论》。这部医书熔理、法、方、药于一炉，开辨证论治之先河，形成了独特的中国医学思想体系，第一次系统完整地阐述了流行病和各种内科杂症的病因、病理及治疗原则和治疗方法，并为后世临床各科的发展奠定了坚实的理论基础，被后世医家称为“众方之祖”，张仲景亦被后人尊为“医圣”。自唐代以来，仲景学说传播于世界各地，其也在国际医学界享有崇高声誉，日本、韩国等国人民称他为医学“先师”。历代中外医学界整理、研究张仲景医学著作者超过千家，为世界史上所罕见。

一、张仲景的才学品德

张仲景具有伟大的抱负、高度的社会责任感，有关注民生的博大胸襟，有远见卓识和敏锐的目光，更有继承创新和追求真理的科学精神。张仲景对我国传统医学的贡献有目共睹，同样为后学树立了一座精神丰碑。张仲景的精神品质体现在以下几个方面。

1. 尊生贵人，救人济世 尊生即尊重人的生命和价值，贵人即天下万物以人为贵。张仲景在《伤寒杂病论·序》中说：“赍百年之寿命，持至贵之重器……趋世之士，驰竞浮华，不固根本，忘躯徇物，危若冰谷。”这既说明了人的生命是最宝贵的，也批评了那些轻视生命的人。这种尊生贵人的观念，闪烁着伟大的医学人道主义光辉。

救人济世是我国古代优良医德的基本原则和核心。张仲景认为，作为一名医者要有热爱患者生命之心，要以救人济世为宗旨，“留神医药，精究方术”，才能“上以疗君亲之疾，下以救贫贱之厄，中以保身长全，以养其生”。一名医护人员，若无热爱患者，视患者如亲人之心，就不能用精湛的医术去为患者服务。

2. 注重实践，继承创新 张仲景医学的突出特点是一切以临床疗效为出发点和落脚点。他“勤求古训，博采众方”，广泛搜集前人的医疗技术和治疗方法，结合自己的医学实践不断创新。他取《黄帝内经》阴阳、五行学说之长，把生命观、疾病观皆视为阴阳对立统一、运动变化的表现，并运用这些比较先进的思想，创立了以六经辨证为主要内容的辨证施治学说。独到的脉理脉法、灵活的治则治法，都是他嗜学不倦、勇于实践、敢于创新的结果。

3. 破除迷信，追求真理 东汉末期意识形态领域中杂说盛行，各据一隅，有神论与无神论的尖锐斗争在医学界和哲学界异常激烈。张仲景极为反对以巫代医的神学思想，张仲景以朴素的唯物主义思想指导医学实践，使得他在医学上取得了丰硕成果，其追求真理的科学精神，对祖国医学产生了积极而深远的影响。

4. 脉证和参，辨证施治 张仲景学说把生命观、疾病观视为阴阳对立统一、运动变化的表现，含有非常丰富的辩证法思想。人体阴阳的对立统一、疾病形成的内因与外因、疾病的共性与个性、病因的主次矛盾、疾病转化的静态与动态、疾病转变的量变与质变、疾病诊治的整体与局部、临床表现的现象与本质等，都体现着辩证法思想。

二、仲景精神的内涵

经过系统整理与研究，我们把仲景精神概括成“崇仁、厚德、恒志、精术”四个方面，即体恤民疾、悬壶济世的仁爱情怀；不分贵贱、普救苍生的医德医风；勤求古训、立志名医的专业志向；博采众方、精究方术的医疗技能。

我国传统医学思想博大精深，源远流长。如何发掘传统医学的思想内涵，培养和教育当代医学生，突破高等医学院校思想教育的瓶颈，成为一项摆在高等医学教育工作者面前的亟待解决的重要课题。整理和发掘张仲景医学思想的精神内涵，拓展学生思想教育的内容与途径，借助仲景精神培养和教育当代医学生，改变医学人文教育的现状，必将对高等医学院校思想教育理论与实践产生深远的影响。从这个意义上说，用张仲景的学术思想培养当代高质量医学生，用仲景精神培养仲景传人则显得意义更为重大。

第五节　借助仲景精神加强人文教育的措施

在思想教育实践中，医学院校可致力于传承医圣精神，探寻医学之精髓，从以下几个方面对学生进行思想教育。

一、以课堂教学为主渠道，激发学生的仁爱情怀

张仲景时处东汉末年，社会动荡，民弃农业，颠沛流离，饥寒困顿，各地连续暴发瘟疫，尤以洛阳、南阳、会稽疫情为甚，“家家有僵尸之痛，室室有号泣之哀”。面对惨景，张仲景目击心伤，“感往昔之沦丧，伤横夭之莫救”，体恤民疾，悬壶济世，“上以疗君亲之疾，下以救贫贱之厄，中以保身长全，以养其生”（《伤寒杂病论》）。

在教学实践中，学校可以张仲景仁爱情怀教育为重点，开设仲景医学系列教材，并融入《医古文》《医学伦理学》《护理伦理学》《药学伦理学》等相关内容。学校可结合现代医学体系的转变和高等医学教育的发展趋势，在组织好上述各门必修课教学工作的同时，不断调整课程设置，开设相关人文社会科学的辅修选修课程，主要有：《医学心理学》《护理心理学》《护士人文修养》《公共关系学》《卫生法学》《美学》《大学生礼仪》《形体训练》《影视艺术欣赏》《音乐鉴赏》等多门选修课程，为学生感受仲景精神和优秀文化培植丰厚的土壤。

在课堂教学中，教师应充分运用张仲景发奋研读医籍为民解除疾苦的事例、张仲景在祖国医学发展史上的作用及时人选编的《张仲景故乡的二十四个故事》等读本，激发学生体恤民疾、悬壶济世的仁爱情怀。注重运用教学相长、平等讨论的教学方式，经常组织学生开展思想讨论，谈心得体会，让学生感受到互相尊重、谦虚谨慎、和而不同的人文精神。在专业基础课程和专业课程教学中，生动具体地融入仁爱精神教育，教育学生要尊重患者的隐私与人格，引导学生树立正确的医学伦理观念，督促学生遵守良好的职业道德规范，培育学生人文关怀、人性关爱的仁爱情怀。

二、以医学文化拓展为视点，加强良好医德医风的研究与引领

张仲景在长沙做太守时，仍然不忘救治民众疾苦，每月农历初一和十五两天，大开衙门，坐堂治病，不分贵贱，有病便医。弃官返乡后，继续疗治民疾，普救苍生。

医学院校应注重对张仲景高尚医德医风的挖掘与整理。一些医学院校在这方面就做了大量的工作：电视艺术科教片《伤寒论》首次把中华医圣的形象搬上荧屏，将张仲景巨著化为艺术，声情并茂地融入课堂教学；邱明印历时 3 年创作出版了 30 万字的文学作品《医圣张仲景》，现正由著名军旅作家周大新改编、著名导演谢飞执导的 30

集同名电视连续剧正在运筹之中。方家选主编的《南阳中草药名典》堪称南阳“本草”，获南阳市政府科技进步一等奖、河南省科技进步三等奖，在彰显优秀学术价值的同时，蕴藉着普救苍生的崇高精神内涵。创刊于1986年的《国医论坛》（CN41-1110/R），发行范围覆盖全国各省、市、自治区，以及日本、美国、新加坡、马来西亚、阿根廷等国家，被固定收录于《中国期刊网》《中国医药学文摘——中医》等国内权威性数据库和文摘期刊中，在医学界具有广泛影响，并连续5届被评为河南省优秀自然科技期刊。刊物及时编发师生们的优秀学术论著，成为学校师生研究仲景精神的学术阵地，为传承张仲景医德医风提供了有效平台。

三、以学习活动为支撑，坚定学生的专业志向

为坚定学生献身医学的志向，学校应组织一系列仲景学术及仲景精神讲座，邀请校内外著名专家、学者作报告，开办“国医讲座”“仲景论坛”，使学生直接感受大师的风采，汲取仲景精神的精华，激发学生立志成才、服务人民的热情。学校每年可以以世界读书日为契机，组织大规模地“多读书、读好书”学习活动。学校要积极倡导学生诵读《伤寒杂病论·序》《大医精诚》等医学名篇，通过个人自学、记读书笔记、撰写心得体会、集中讨论、会议交流等形式，全面提升学生的精神素养，进一步拓展学生的医学文化视野，坚定学生勤求古训、立志名医的专业志向。

四、以专业训练为重点，提高学生的职业能力

医学院校要凭借完善的校内实验实训场地和强大的附属医院两大平台，狠抓技能训练，以有效地提高学生的实践动手能力。学校通过开展形式多样的技能活动，如假期实践锻炼及义诊活动、护理综合技能展示、推拿按摩培训、到医院义务劳动、诊断技能操作、真假药鉴别等，在实践活动中突出技能。通过在实习前对学生进行劳动纪律、职业道德、工作作风等教育和技能掌握、模拟训练、医院实训等措施，在岗前教育中强化技能。通过实行临床教学科室主任、总带教教师负责制和组织开展实习医师教学查房、导师带教、教学评议、住院病历展评、实习医师临床基本技能操作竞赛、实习医师医学文献综述等活动，在临床带教中练就技能。全方位的技能训练，将会切实提高学生的综合素质，为培养卓越医生打下良好基础。

五、以校园文化活动为舞台，营造浓厚的仲景精神教育氛围

在对学生进行仁、德、志、术专题教育基础上，医学院校要重视将中国传统文化特别是仲景精神嫁接到校园文化建设中去，让学生整体感知博大厚重的仲景精神。学校可通过举行以歌颂仲景精神为主题的演讲、书法、绘画、楹联比赛、“医德与医术”辩论赛、“生命的礼赞”征文比赛、开办“爱心超市”等形式多样的活动，活跃校园文化气氛；通过举办以弘扬仲景精神为目的的仲景文化艺术节和大学生社团文化节活动，形成校园文化长效机制；通过开展学术讲座等活动，提升校园文化活动层次；通过建设富有传统文化内涵的宿舍文化、厅廊文化、广场文化和网络文化等多种形式和途径，营造昂扬向上的校园文化氛围；通过组织学生到医圣祠等大学生素质教育基地参观，切身感知传统医学的魅力和仲景精神的内涵；通过参加大学生艺术展演等活动，把以仲景精神为灵魂的“仲景学子”的风采推向更加广阔的舞台。丰富多彩的校园文化活

动，必然会开拓学生视野，增强学生人文素养。

为营造仲景精神教育的浓厚氛围，增强教育效果，医学院校可以在校园里建设文化广场，以及白求恩、南丁格尔、张仲景、李时珍等医学大家的塑像，使师生时刻感知大医名家的博大胸襟；设置医家经典石刻和医家经典格言标志牌，使学生在潜移默化中体悟大医精诚的境界；种植校训绿化带，将校训植根大地，萌芽吐翠，茁壮生长，以昭示医学生精究方术、兴医济众的永恒追求；用充满菊杏馥郁气息的名字为校园里的道路命名，一个个散发着草本馨香、富有医药文化特色的路名，将会洋溢沁人心脾的芬芳；建立药用植物园，使校园变成真正的菊坛杏林，为校园文化增添新的内涵，使仲景精神焕发出勃勃生机。

六、以社会实践活动为载体，全面提升学生的精神道德境界

为使学生更好地感知、接受、传承仲景精神，学校要认真组织开展大学生社会实践活动，面向社会开展进社区、进农村、进基层、进军营、街头义诊、无偿献血、文艺义演等形式多样的服务活动，培养学生的社会适应能力。学校可以组织大学生暑期三下乡活动服务队和寒假社会实践活动，深入到基层、农村、社区，开展医疗卫生知识咨询、义诊、疾病流行病学调查、医疗专业人力资源调查、送医送药进农村等多个环节的服务活动，让学生在实践中受到教育，增长才干，为基层做出贡献。学校应成立青年志愿者协会，坚持“奉献、友爱、互助、进步”的志愿者精神，立足校园，服务社会，坚持走上街头、深入社区，开展帮弱济困送温暖和义诊活动，在实践中提升精神境界。

人文教育是“成人教育”，科学教育是“成才教育”，二者结合是“成功教育”。如何把“成人教育”和“成才教育”结合起来，实现医学生的“成功教育”，是医学院校人文教育的一项重要内容，也是制约医学院校发展的一个瓶颈。我国是世界文明的主要发祥地之一，我们的祖先为我们留下了丰富、厚重的文化遗产，也留下了灿若星河的医药文化资源。近年来，一些学者也提出了把医药文化资源转化为人文教育资源的设想。但由于种种因素影响，在传统医药文化资源的利用和发展过程中，呈现出丰富与分散、厚重与古板、急于发掘与混乱的矛盾。医学院校应植根于丰厚的医药文化资源，结合当代大学生的思想教育特点，充分弘扬济世救人的医德医风，丰富内涵，创新载体，科学发展，与时俱进，加强大学生人文教育，为更好地开发利用我国传统文化做出积极贡献。

目前，我国传统医药文化资源的精神价值缺乏深度开发利用，尤其是仲景精神在医学生思想教育方面的作用还存在广阔的挖掘空间。近年来，许多高校都在寻找特色校园文化建设中具有校本特色的人文思想教育载体，如江苏淮安师范学院以周恩来精神打造学生思想教育阵地，山东济宁医学院提炼以仁爱为核心的济医精神作为学生思想教育轴心等。和这些高校所弘扬的精神相比，仲景精神更有历史深度，也更有影响力。从理论和实践上来看，以仲景精神为核心加强医学生人文教育，将之锻造成特色校园文化建设的名片与标尺，甚至开拓成全国医学院校学生的精神平台，创新高校学生思想教育和人文教育的载体，应该说是具有可行性的。

第八章　弘扬仲景文化的建议

仲景文化是南阳最具特色的地域文化，也是南阳这座历史文化名城造就的历史名人留给我们的宝贵财富，利用这种宝贵资源，延续这种独特光荣，与时俱进，推进特色文化建设，彰显特色文化价值，是历史赋予文化名人故里的神圣使命，也只有将仲景文化全面融入社会的方方面面，才能使仲景文化的价值最大化。

一、高度重视、充分认识仲景文化的价值

大力宣传仲景文化的各种价值，使南阳各界充分认识、传承、弘扬仲景文化的意义，使这份宝贵的遗产，更好地为社会的发展发挥其应有的作用。将仲景文化融入城市，就会形成独特的地域文化和品牌效应，影响城市的发展质量。在南阳，人们敬仰医圣，不但在温凉河畔建有庄严的医圣祠，而且在南阳理工学院、南阳医学高等专科学校、南阳张仲景医院等诸多单位都建有张仲景的塑像，这些已成为南阳城市文化的亮丽风景线。人们在缅怀医圣的同时，也在不知不觉中受到医圣思想的熏陶。许多外地人到南阳有一个共同的感受，那就是南阳人很淳朴、很仁爱，特别相信并喜用中医药，因而南阳人及这座城市健康、阳光，并形成了独有的地域文化。这也可视为一种品牌效应，但更深层次的是这种文化提高了南阳的社会发展和人们生活的质量。

将仲景文化融入高校，就会形成独特的校园文化和高贵的灵魂，滋润莘莘学子。以南阳医学高等专科学校（原张仲景国医大学）为例，除进行正常的《伤寒论》《金匮要略》教学外，同时注意以仲景文化育人。校园内有张仲景的塑像，有张仲景文化特藏馆，有张仲景医药文化研究所，中药标本馆内设有仲景药方展区等，都润物无声地影响着来到这里求学的学子，学生们甚至自办了《仲景传人》刊物，也在高校中别具一格，所有这些都全方位地以仲景医药文化塑造着未来从医者高尚的灵魂，使他们的综合素质得到提高，因而这所高校的毕业生以“仲景学子”的身份得到社会广泛的认可。

将仲景文化融入医院，就会形成独特的医院文化，培养出具有高尚医德的时代名医。在南阳市有张仲景国医院（原中医院）、张仲景医院、南阳医学高等专科学校附属中医院等，它们有一个共同点，那就是以仲景文化作为医院文化的核心。仲景思想不但造就了一大批地方名医，更造就了一大批医德高尚、医术精湛的“明医”（不但知名，而且明理）。南阳中医不但数量多，而且因仲景文化的滋养，医德和技术都堪称一流，因而才有一种广为流传的说法：“中国中医看河南，河南中医看南阳。”

将仲景文化融入科学研究，就会形成独特的科研智慧和创新思维，启发探索真理的思路。在南阳的科学研究领域，无论是自然科学，还是社会科学，围绕仲景文化做

科研已成为科研工作的主攻方向之一。自然科学领域的研究指导着人们的养生保健、防病治病、种植加工、新药研发等。社会科学领域的研究为政府“张仲景医药创新工程”的顺利实施和南阳和谐社会的构建提供理论支撑和参考。其研究的思路不断拓宽，已初步形成一种突出重点、综合研究的张仲景研究新思路。

将仲景文化融入企业，就会形成独特的企业文化和诚信理念，影响着高端决策并产生无限的效益。南阳宛西制药股份有限公司，是一家人们熟知的中药制药企业，在其总部有一面铜浮雕仲景组画墙，在生产基地建有医圣山和药用植物园等，较好地传承和弘扬了仲景文化，在医圣故里重视仲景文化建设并融入企业的发展战略，因而才有了“仲景”品牌的高质量药物，才有了人们熟悉的“药材好，药才好”的成功的广告语，也因而产生了巨大的社会和经济效益。该企业近年来依托仲景文化的价值，又拓展了饮食养生领域，建设并成功运作了“张仲景大厨房”，成为一个新的经济增长点。

将仲景文化融入社会，就会形成独特的整体理念和和谐景象，放大着仁爱情怀。在南阳，仲景文化早已突破中医药文化的界限，影响到社会的方方面面，有仲景街道办事处，有仲景路、医圣街，有仲景大桥，甚至有仲景商场及其他许多以张仲景名字命名的机构。他们在不同领域表现、传承、弘扬着张仲景的和谐理念和仁爱精神，张仲景文化渗入到人们的生活当中，和谐南阳、文化南阳、魅力南阳已经因仲景文化而更加美好。

二、政府统一规划、领导

成立以市政府主要领导为主任，各相关职能部门主要负责人参加的仲景文化发展办公室，全面负责规划和政策的制定、宏观指导、组织协调及监督工作。对南阳市与张仲景有关的企、事业单位、学术团体等进一步进行资源整合，集聚要素，力争使之成为科技与文化产业“十二五”省、部级重大标志性共建项目，尽快形成品牌驱动，省市联动，部市共建，全民参与的良好开局。继续办好并创新“张仲景医药科技文化节”，扩大节会的影响力，提高节会的综合效益。该办公室可与南阳中医药发展办公室合署办公，负责具体统筹各方资源，组织和管理日常事务工作。成立专家咨询委员会，为仲景文化建设提供咨询工作和综合服务。

成立“仲景文化”“仲景健康”“仲景养生”品牌管理委员会，一方面负责“仲景文化”品牌形象、符号等在公益领域的统一集中管理。负责所有“仲景文化”公益品牌相关内容的标准、制度设计、完善和权威发布；负责“仲景文化”品牌的相关研究开发、设计制作、申报审批、监督管理。另一方面负责与宛西制药股份有限公司“仲景”“张仲景”等商用品牌之间的协调和协同。

三、建设仲景博物院及开发旅游

仲景故里，是历史馈赠给南阳人民的一笔文化和精神上的财富，更是一种旅游资源。对仲景故里进行大力开发，建设仲景博物院，将会为塑造南阳城市名片，传承弘扬传统中医文化起到积极的作用。

搞好仲景博物院的建设与旅游开发，整合原有的张仲景医史文献馆和博物馆及相关研究成果，征集、收藏、整理、研究张仲景相关文物和文化，在南阳已有的文史研究、学术思想研究、文献收集、版本研究、里籍考证、世系考评、微机检索研究成果基础上，整合更高层面力量，形成全球最专业也最具权威的仲景博物馆（该博物馆可以放在规划当中的仲景文化产业集聚区的核心区），面向社会公众和学术界提供内容丰富、形式灵活的博物馆和文献专业服务，同时提供多种层级、内容丰富的张仲景学术研究、健康养生等大型专业数据库（包括张仲景谱系年表、主要著述、经方研究文献全文库等内容）、张仲景学术研究专业化网站电子书和纸质读物，抢占数字化时代的张仲景学术研究高地；中医药文化遗产公共服务平台网站、仲景文化大健康产业园区也可以考虑放在这里，集中一批公共资源，又有专业方面的共性内容，便于进行统一管理和运营。

仲景博物院的旅游开发，要融入医圣祠、张仲景国医学院、宛西制药股份有限公司、医圣山等与之相关的点，使这些点连接成一条链，传承中医先进理念，弘扬仲景文化。南阳医圣祠、医圣山已被国家中医药管理局命名为中医药文化宣传教育基地，应充分发挥其作用。沿着医圣一路走来的足迹，从其生之故里，到制药救人之宛西制药股份有限公司，到传道授业将其思想发扬光大之张仲景国医学院，再到万人敬仰的医圣祠，再到弘扬精神并对仲景深入研究的博物院，完美地打造了一条“仲景文化之旅”的传统中医文化朝圣旅游专线。向省旅游局乃至全国旅游局申报精品文化旅游线路，让医圣留给后人精湛的医术、高尚的医德、济世救人的医学精神、自成一体的医学理论得到更快更广的传承和弘扬。

四、建设仲景文化高校、医疗、养生及服务旅游体系

张仲景国医学院（原张仲景国医大学）已有全国一流的中药标本馆、一定规模的药用植物园，现在正筹建“仲景文化展馆”。该馆是在原有“仲景文化特藏馆”的基础上进一步扩展而成的。校园内的仲景雕像及其他医药文化设施颇具特色，南阳理工学院张仲景国医学院也蓬勃发展，仲景药用植物园已初具规模，这些均应得到进一步扶持，力争成为仲景文化高校园区旅游的亮点。这一旅游线路可由高校延伸至张仲景医院、张仲景国医院、南阳医专附属中医院及张仲景研究所等，要求这几家医疗机构必须突出仲景的特色。整合南阳中医药资源，全力支持成立张仲景医药学院，最终成立在国内外有一定影响力的张仲景医科大学，打造一批仲景文化学者和培养大批仲景学子。在此基础上，将教育、医疗、养生服务做成系统工程，一方面为当地群众服务，另一方面打造独具特色的养生旅游体系。

着力提升仲景学术研究创新能力，突显中医体系特色，填补养生经方开发的空白。以咨询处方的形式，向体验人群提供以饮食起居为核心内容的健康生活预测干预服务，以减少亚健康状态甚至是疾病的发生，也可以直接提供高品质饮食产品经营、保健药膳、家居设计等产品经营等。

以分设在南阳中心区和各子区的“仲景文化”养生馆或者“仲景文化”国医苑连锁店为骨架，分别在南阳、西峡、新野、淅川、桐柏、内乡、南召等地区或者著名风景旅游区，选择山水相间，风景优美，有新农村改造任务的村镇、农户，按照仲景文化原生态（地）养生旅游的理论和方法，整体规划，统一设计，补贴建设，集中管理，逐步形成仲景文化原生态（地）小镇（村）、原生态农户基地集群，提供全新模式的养

生度假和深度健康旅游，同步带动周边原生态健康小镇及张仲景仿生健康村的建设发展，把养生经方推广开来，为旅游餐饮注入特色优势。

开发深度旅游体验产品。在突出特色的同时，积极开发深度旅游产品，如张仲景养生美食，张仲景医药养生产品，张仲景健康传媒作品、文化作品，张仲景养生美容等，以旅游为主导，把南阳真正打造成一个国家级文化养生旅游城市。

五、建设仲景文化艺术中心

由政府指导，文化部门牵头，联合高校、医疗等单位成立仲景文化艺术中心。对有关张仲景的事迹、故事、传说等以文学的形式进行生动表现，参考前期制作的《伤寒杂病论》艺术教学片、电视连续剧《张仲景》，进一步深化挖掘，丰富内容，以著作、剧本、电影、电视等形式传颂医圣，全面促进仲景文化事业和仲景文化产业的协调发展。通过艺术中心的工作，不但最大限度地展现医圣的风采，而且还培养打造一批在国内、外有一定影响力的仲景文化名人。与医、教、研有关单位一起，培养一批德技双馨的真正的仲景传人并及时向外推介。特别要充分利用南阳作家群的实力和影响，创作出一些有份量的仲景文化艺术作品。

六、成立仲景医药学院，构建国医教育体系

根据国家相关政策，进行资源整合，全力支持并尽快成立仲景医药学院，并在此基础上构建具有仲景特色的国医教育体系。

根据国家教育体制改革的趋势，以及相关主管部门领导的指示，恢复并重新构建张仲景国医教育体系。恢复原有的张仲景国医大学教学体系，自主招生，以全日制三至五年的学历教育为主，面向国内外招生，其课程设置以传统经典的研究和传播两个层次为主线，增加短期培训、体验培训、远程培训、名家讲坛等多样化市场化的培训教育方式。逐步形成全球顶级的张仲景国医学术研究中心，同步形成国家交流和培训教育基地，整个课程要求能够复制、传播，能够支撑像孔子学院一样的仲景文化教育品牌机构，逐步建立国家考试制度。

在建立张仲景国医特色大学教育体系的基础上，逐步建立具有南阳特色的中医药教育基础体系，形成具有特色的中医药整体教育模式。建议在义务教育阶段建立类似艺术、音乐、绘画课一样开设若干节中医药课，或试办少年中医班，也可在有条件的中、小学进行试点，从小培养中小学生对中医药的兴趣。同时建议在义务教育阶段建立类似艺术、乐器考级和艺术院校专业考试制度，对仲景医药文化人才进行等级考试，全面提高人才素质，力争实现中医药人才教育培养制度的全面突破。

南阳有责任弘扬仲景文化，有能力发展仲景文化，要打破部门、行业界限，要立足南阳，面向全国，服务世界，以仲景文化为城市品牌，以发展健康养生为主导产业，以构建和谐、文化、富裕、魅力新南阳为目的，努力将南阳建设成为中国首个张仲景中医药文化特区、世界首个张仲景中医药文化创意园区、具有国际影响力的张仲景健康原生态养生旅游区、中原地区最大的张仲景中医药和健康食品产业基地（新区）、国内首个张仲景中医药文化科技创意产品集散中心，使南阳成为张仲景文化研究传承的学术高地和交流中心，成为中原地区最著名的健康文化养生之都。

参考文献

[1] 闫志安．张仲景用方解析．北京：人民军医出版社，2004.
[2] 匡亚明．张仲景评传．南京：南京大学出版社，2001.
[3] 刘世恩．张仲景全书．北京：中医古籍出版社，2007.
[4] 李儒科．医圣张仲景．武汉：湖北人民出版社，1998.
[5] 陈可冀．中国实用传统养生术．福州：福建科学技术出版社，1993.
[6] 王新昌．医圣张仲景与医圣祠文化．北京：华艺出版社，1994.
[7] 张吉鹏．伤寒杂病论译释．兰州：甘肃文化出版社，2006.
[8] 王庆国．伤寒论讲义．北京：高等教育出版社，2007.
[9] 刘太祥．张仲景中医药文化研究．开封：河南大学出版社，2009.
[10] 赵鲲鹏．张仲景养生学．北京：中国医药科技出版社，2005.
[11] 朱俊伟．2007 年最新中国大学人文教育理念实践与展望．北京：中国科技文化出版社，2007.
[12] 刘世恩．张仲景研究集成．北京：中医古籍出版社，2010.